p**e** para entender

La alimentación

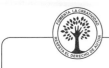

Respete el derecho de autor.
No fotocopie esta obra.

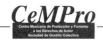

Para entender
La alimentación
Doctor J. Armando Barriguete Meléndez

Segunda edición: Producciones Sin Sentido Común, 2017
Primera edición: Producciones Sin Sentido Común, 2013

D. R. © 2017, Producciones Sin Sentido Común, S. A. de C. V.
    Avenida Revolución 1181, piso 7, colonia Merced Gómez,
    03930, Ciudad de México

Textos © J. Armando Barriguete Meléndez

ISBN: 978-607-8469-32-1

Impreso en México

pe **para entender**

La alimentación

Doctor J. Armando Barriguete Meléndez

pe salud

Índice

1. Introducción

El arañazo humano en el muro blanco de la naturaleza se llama cultura. Respondemos a la creación original con el supremo atrevimiento de añadir algo que no estaba allí. Surco y arado. Techo y cocina. Lectura de los cielos. Pintura en las cavernas. La cultura —defensa, hogar, procuración, palabra y representación visual y sonora— nos libera del miedo. Un bisonte pintado en la pared somete al bisonte suelto en la pradera. El cántico aplacador aleja los peligros del fuego. Un objeto útil para vivir se convierte en un objeto útil para sobrevivir.

Carlos Fuentes, 2006

Hoy es importante e impostergable compartir con el lector las experiencias recibidas y acumuladas a lo largo de los años, en un esfuerzo por resumir lo fundamental y poder *entender la alimentación*, este gran mosaico de vida y cultura.

Resulta interesante iniciar con una "Breve historia del hombre y del hambre", pues éste es un vínculo irresoluble y necesario para comprender ¿qué vence el hambre?, y esa conquista de varios miles de años nos sitúa en un interesante y delicado parteaguas, que implicará mucho trabajo para poder vencer a la obesidad; un rival que conforma lo más íntimo del ser humano, el éxito en la evolución y la "supremacía sobre el mundo", conceptos cuestionables, pero muy actuales en la crisis del siglo XXI.

Había que continuar en el capítulo 3 con "Nuestros ancestros y nosotros: constituidos para comer poco y movernos", en donde se exploran las dos funciones básicas que nos permitieron ganar un lugar especial en la evolución del mundo: comer y movernos. Lo que nos recuerda que en un inicio, sucedía muy poco lo primero y mucho lo segundo, situación que hace tiempo olvidamos e incluso invertimos, debido a un entorno urbano que refuerza y no facilita el cambio.

El capítulo 4, "La explosiva evolución de los alimentos", muestra cómo en los últimos cuarenta años han evolucionado los alimentos. En específico a aquéllos que al ser industrializados tomaron la delantera gracias a sus cualidades de almacenamiento, porque para consumirlos después de periodos largos de conservación se incrementó su contenido de conservadores y calorías. Esto, sin duda ha facilitado la agitada vida urbana que nos demanda organizarnos en la casa en menos tiempo. Por otra parte, las mujeres que se integran cada día al mercado laboral, tienen menos tiempo para preparar los alimentos, a diferencia de nuestras madres y abuelas. Además, nos encontramos con porciones dobles o triples, por menor precio, como un esquema de consumo occidental que hemos adoptado y que fomenta el consumo y la sensación de obtener más por menos. Sumemos a todo esto el factor publicitario dirigido a niños y adolescentes.

El capítulo 5, "Transición nutricional, demográfica y epidemiológica", se refiere al origen del grave problema de la obesidad que vivimos y que pasa por tres transiciones. La *nutricional* describe el tipo de alimentos que consumimos y sus características, considerando el elevado aporte calórico en la dieta de la mayoría de los mexicanos y el bajo consumo de verduras, frutas y agua. También analizamos los grupos de edades que conforman la población en nuestro país y la transición *demográfica* que refleja una disminución de niños y adolescentes, y un incremento de adultos jóvenes, adultos y adultos mayores. Esta situación nos convierte en una nación con una población económicamente productiva, pero también con mayor riesgo de padecer enfermedades de adultos, enfermedades crónicas no transmisibles (ECNT), como la diabetes mellitus, la hipertensión arterial, o algunas otras, todas derivadas del sobrepeso o de la obesidad. La tercera transición es la *epidemiológica* que muestra la caída del índice de enfermedades infecciosas como resultado de efectivas campañas de vacunación, el acceso al agua potable, la distribución de antibióticos, etcétera. Así como el incremento de las ECNT que, a diferencia de las enfermedades infecciosas, pueden controlarse si se suman al manejo médico hábitos saludables, como actividad física, ingesta de verduras y frutas, y el consumo de agua simple potable. Este escenario es poco prometedor, porque queremos pensar que existe o va existir una píldora mágica que nos permitirá pasar horas frente a la televisión, inactivos y comer y beber sin parar y sin que nada nos pase. Hoy sabemos que ser sedentario, no ingerir agua simple potable ni verduras o frutas son factores de riesgo, y como si esto fuera poco, hay quienes a todo esto agregan tabaco y alcohol a la ecuación, asegurando a corto plazo una vida miserable para la persona y la familia.

En el capítulo 6, "La dieta", a partir de una palabra cotidiana, encontramos su frecuente significado restrictivo que es un factor de riesgo para perder el control y tener sobrepeso y obesidad. Lo cual es diferente a la "alimentación correcta", espontánea, variada, sabrosa, amena y compartida. En la actualidad, la dieta es uno de los principales temas de interés e incluso de preocupación entre la población, así como lo son el peso, la figura y la comida. La alimentación siempre se encuentra muy próxima a la preocupación emocional. En esta sección están las bases de la nutrición, que facilitan elecciones saludables.

El capítulo 7, "Composición corporal y metabolismo", complementa el anterior al abordar aspectos importantes para entender la alimentación, como el metabolismo y la composición y medidas del cuerpo. ¿Cómo conocer nuestro índice de masa corporal (IMC)?, el cual nos advierte si estamos por debajo de lo normal, en equilibrio o hemos pasado al sobrepeso u obesidad. Igualmente, la circunferencia abdominal es indicador de salud o de riesgo de enfermedad, pues los cambios de talla pueden ser importantes y nos deben preocupar y ocupar.

El capítulo 8 aborda el plato del bien comer que es una exitosa estrategia nutricional mexicana; el cual consiste en una pieza didáctica y visual que nos permite entender los grupos de alimentos y su porcentaje correcto para la comida del mexicano. Un *must* para toda persona.

En el capítulo 9, "Moverse mejora la vida y el metabolismo", se explica que si bien la alimentación correcta es importante, su asociación a la actividad física multiplica sus efectos. Moverse es un excelente camino hacia la salud y muchos estudios lo confirman. Por esa razón, presentamos un programa básico de calentamiento, ejercicio y estiramiento para iniciar o mejorar la actividad física.

El capítulo 10, "'Entender-se' y la conducta alimentaria", es resultado de la experiencia clínica de muchos años. Este aspecto fundamental nos permite entender que el reto no sólo es perder peso, sino modificar nuestras conductas para que el cambio sea a largo plazo.

El capítulo 11, "Termómetros naturales y factores de protección: hambre-saciedad, registro de las emociones y sed-hidratación", es básico, tanto para nosotros como para nuestros hijos. Como resultado del trabajo clínico hemos encontrado dos registros naturales de protección: el nivel de hambre antes de comer y su resultante de saciedad, así como el registro de las emociones. También recordaremos la importancia del agua simple potable para saciar la sed y promover la hidratación.

En el capítulo 12, "Los trastornos de la conducta alimentaria (TCA). Cuando la comida se vuelve obsesión", vemos que es importante conocer lo básico sobre los TCA. Aquí describimos su historia y estudios en México y en el mundo, en especial durante los años 2006 y 2012 con las primeras encuestas nacionales y para su prevención.

El capítulo 13, "Lactancia. La gran estrategia natural", detalla que ésta es el método natural para la crianza de los bebés y la gran estrategia para la vida saludable. La lactancia contiene todos los factores protectores imaginables para el crecimiento y el desarrollo del recién nacido, así como el vínculo afectivo que representa para la madre y el padre durante los primeros seis meses de vida.

En el capítulo 14, "Alimentación correcta. Infancia y adolescencia", se incluyen dos etapas muy importantes en el desarrollo saludable de los individuos: la infancia y la adolescencia. La alimentación debe ser adecuada, variada y equilibrada, por ello, es importante tener las bases sobre las calorías y nutrimentos necesarios para cada etapa.

Por último, en el capítulo 15, "Comida sabrosa y saludable. Gastronomía", exploramos algunos conceptos de gastronomía, sus bases y la preparación y la cocción de los alimentos, elementos señalados por el *Cordon Bleu* como la base cultural de toda la alimentación. Tampoco pueden faltar esos consejos que aprendimos de nuestras madres y abuelas para seleccionar frutas, verduras, carnes, etcétera. También incluimos un calendario, por estaciones, de las verduras y las frutas que podemos consumir, lo que ha permitido durante siglos obtener buenos productos a precios accesibles.

Doctor Armando Barriguete Meléndez
Ciudad de México

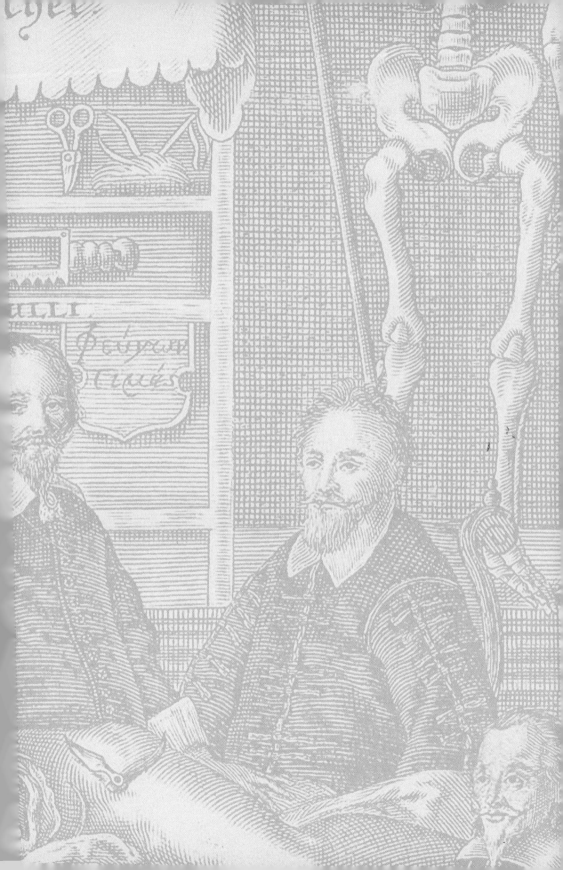

2. Breve historia del hombre y del hambre

Cuando los investigadores Leakey describieron y comentaron sobre los restos de Lucy, predador en dos pies, con gran cerebro y evidencia de algunas herramientas de piedra, no había cambiado mucho el género *Homo* desde su aparición hace dos millones de años, en cuanto a tamaño, aparato digestivo y, por supuesto, cerebro. Sin embargo, existe una gran diferencia con respecto a la conducta alimentaria humana frente a la de los primates no humanos que son herbívoros. Los primates humanos no sólo tienen una dieta más amplia, sino un rol social más extenso, cuyo significado es tanto o más importante que el propósito nutricional; en ese sentido, la conducta social y la alimentación son indisociables.

La relación entre la conducta social y la alimentación es indisoluble

El *Homo sapiens*, en los últimos 100 mil años, obtuvo un mayor crecimiento del cerebro y de la talla, con gran impacto en el incremento de su apetito, la búsqueda del alimento, el aumento en la actividad y el gasto y la reserva de energía. Las grandes especies necesitan una ingesta energética alta a diferencia de las especies pequeñas, aunque existen grandes mamíferos que pueden subsistir con alimentos de baja densidad energética. Algunos mamíferos herbívoros, como las vacas, rinocerontes o elefantes, consumen suficientes cantidades de alimento y con ello aseguran sus requerimientos porque pueden almacenarlos en su cuerpo y ser más tolerantes a la variación de la disponibilidad de comida.

Se dice que el tiempo de *hambre* aumenta con el tamaño del cuerpo de las especies, incluso les permite hacer grandes viajes y comer en el camino, como las ballenas, cuyas madres amamantan a sus crías durante largos periodos gracias a sus reservas.

Una de las ventajas del género *Homo*, por ser un mamífero de talla grande, es que tiene acceso a las dos modalidades, es decir, a los alimentos de reserva de baja calidad, como las plantas, y a los alimentos de reserva llamados de alta calidad y escasos, como la proteína animal. Así fue durante muchos siglos la dieta de nuestros ancestros, cuando estaban disponibles los alimentos gracias al trabajo colectivo que ofrecía la posibilidad de almacenar los excesos de la comida en forma de grasa (en el menor de los casos).

Señala Milton que la dieta está asociada a las diferentes especies de acuerdo con su morfología, metabolismo, conducta, sistema social y habilidades cognitivas. Sin embargo, el género *Homo* ha

Cada especie requiere una dieta específica

tenido la posibilidad de consumir verduras y frutas para conseguir energía rápida, y también carne para obtener energía cuando debía recorrer trayectos más largos. Además, era evidentemente que contaba con mayores probabilidades para poder transportarla y conservarla más que otras especies carnívoras, lo que describe una conducta predatoria "casi única".

La diferencia de nuestro tracto digestivo (duodeno, yeyuno e ilion) en comparación con el de otras especies es que tiene una amplia superficie de absorción para asimilar grasas, aminoácidos, azúcares simples y minerales; así, gracias a ese conducto obtenemos gran parte de nuestra energía. Somos típicamente omnívoros, con un colon que nos ayuda a la digestión con procesos de fermentación. Por su parte, los simios obtienen la principal fuente de energía con la ingestión y la fermentación de frutas y verduras. El cambio a una amplia superficie de absorción por el intestino delgado, a expensas de la fermentación de amplios volúmenes en el colon, es la adaptación a una dieta de alta calidad que permite el crecimiento del cerebro y facilita oportunidades de mayor riesgo y mayor ganancia para la estrategia en alimentación y migración.

El control del fuego y la cocción de los alimentos facilitó la digestión. Hay hipótesis que plantean que empezar a cocinar alimentos hace 500 mil años fue uno de los factores para el crecimiento del cerebro y la disminución del intestino grueso, posteriores a la aparición del *Homo*. Lo que podemos observar es que seguimos teniendo el mismo sistema digestivo desde hace miles de años, el cual está diseñado para comer verduras y frutas con un buen porcentaje de fibra; además, la cocción ha podido mejorar la asimilación de las pequeñas porciones de grasa y, proteína animal (nuestros ancestros no conocían las harinas blancas y los azúcares simples, por ello no eran parte de su dieta ni siquiera en pequeñas porciones).

Actualmente ha habido un gran cambio porque existe mucha variedad de alimentos que ofrecen pocos beneficios digestivos, pero son de fácil acceso. Éstos son altos en contenido calórico y están listos para comerse; de manera que hoy, a diferencia de otros tiempos, podemos consumir más comida con elementos calóricos mayores a los que requerimos y con menor cantidad de fibra.

Como digerimos fácilmente el almidón, guardamos reservas a partir del mismo. En la industria alimentaria se han generado diferentes tipos de alimentos compuestos de almidón, que son altamente digeribles y tienen altos índices glicémicos. Esto sería muy eficiente si se tuviera poco acceso a las calorías, sin embargo, hoy que son abundantes se convierte en un problema. Sabemos que los alimentos con alto nivel glicémico favorecen el depósito de grasa y su alto efecto glicémico incrementa los niveles de glucosa en sangre.

Gran parte de nuestra energía proviene de la absorción de grasas, aminoácidos, azúcares simples y minerales

La cocción de los alimentos mejoró su asimilación y el proceso digestivo

La transformación de la industria alimentaria ha propiciado un abuso en el consumo de alimentos con alta densidad calórica

Al poco tiempo de consumirlos se secreta insulina (células beta del páncreas) para que la glucosa entre en las células y se utilice (oxide) en el funcionamiento celular, o se almacene como glicógeno o grasa (molécula de almacenamiento de energía). Al almacenarse también disminuyen los niveles de glucosa que circulan en el organismo, ya que no es bueno un nivel alto para los vasos y demás órganos.

Así ha funcionado el organismo durante siglos, sin embargo, el tipo de alimentos y el sedentarismo han cambiado el perfil de las cosas. Existe una gran oferta y variedad de alimentos de alto nivel glicémico a bajo precio, así que, podría hablarse de "abundancia perpetua" (Power y Schulkin, 2006). Por ello, seguimos acumulando el exceso de lo que comemos y lo utilizamos poco al movernos menos y menos cada vez.

Este tipo de alimentos fomenta el andar *picando*, es decir, comiendo frecuentemente y saciándonos por periodos cortos. Los alimentos con mayor contenido de fibra, que genera menor índice glicémico, producen una mejor y más durable sensación de saciedad (Ludwig, 2000) al incrementar poco a poco la insulina y la glucosa, provocar mayor distensión abdominal y dar una sensación de estar lleno al permanecer mayor tiempo en el aparato digestivo.

De igual manera que, desde hace miles de años, conservamos el mismo perfil genético y metabólico que nuestros ancestros, encontramos que el acceso a los alimentos fue muy difícil durante muchos siglos. El *hambre* era parte de la vida diaria para la mayoría de la población y la gran promotora de muchas de las iniciativas personales, familiares o de las comunidades. Esto explica, en parte, el origen de la promoción del trabajo en grupo. La caza, incluso la caza mayor, solamente se entiende porque fue motivada por el hambre que llevó al hombre a agruparse y colaborar en tareas imposibles de llevarse a cabo de forma individual.

Tal vez ahora la obesidad nos permita trabajar de nuevo juntos, sin que las diferencias nos separen. Las hambrunas conformaban la secuencia de toda sociedad, incluso se abrían las bodegas y se compartían los granos entre todos, nos referimos a la noción del *jubileo* que aparece desde 1300 con el Papa Bonifacio VIII, quien agrega una visión y planteamiento religioso que proponía un momento de igualdad entre todos y de perdón. Hasta hace muy poco tiempo, no más de dos generaciones, la principal preocupación de los padres, era la de asegurar el alimento suficiente para todos en el hogar. La historia del *hombre* ha sido muy cercana a la del *hambre*. Y de ahí la gran importancia vital, individual, familiar y social de la alimentación, pero siempre asociada al hambre.

Además, siempre nos han castigado o premiado con la comida *dejándonos sin comer* o sirviéndonos doble porción de postres altos

El trabajo en grupo entre nuestros ancestros tenía un fin común: saciar el hambre de la comunidad en azúcar y grasa, como los anhelados pasteles o dulces. Nuestros registros asociados al hambre han venido rigiendo nuestra historia, nuestros proyectos personales y también los profesionales.

En una reciente investigación en la Ciudad de México, encontramos que en las familias urbanas, de nivel socio-económico bajo, con hijos con sobrepeso y obesidad, la comida sirve como premio o castigo; además, no existen horarios definidos para comer porque al ser varias familias en un mismo espacio el horario de comida se extiende durante todo el día. Comer para estar fuerte y crecer justifica el abuso en la ingesta, que se transforma en sobrepeso y, a veces, en obesidad. El sobrepeso y *estar fuerte* se convierten en factores de protección ante un entorno difícil y violento; asimismo, las familias buscan que los hijos crezcan pronto, es decir, que *embarnezcan* para que puedan protegerse. De ahí las diferencias importantes del tipo de apego de los grupos de obesidad, sobrepeso y peso normal entre las madres y los hijos.

Jean Marie G. Le Clèzio, conocido premio Nobel de literatura (2008), describió recientemente, retomando el título de la pieza de Tellier, "La Ritournelle", los recuerdos inmortales que con frecuencia están asociados a los sentidos, y el del gusto no es la excepción, más aún cuando se ha pasado hambre como sucede en las guerras, momentos difíciles que tienen instantes dulces asociados a fuertes sabores de alto contenido calórico. Le Clèzio los revive muchos años después cuando vive en Michoacán, los recuerda con *el jamón del diablo* y la *leche condensada* y describe que: "durante muchos años serían estos sabores, el dulzor, la suavidad y la riqueza, algo que sólo los que hemos pasado hambre sabemos entender". Así se dedica a la historia de los pueblos; incluso traduce al francés la *Relación de Michoacán* en donde la historia y las comidas bailan sin interrupción como parte de nuestra historia de ayer y de siempre.

Pero, cómo decirle a la gente que debemos dejar que nos siga guiando el miedo y el susto del hambre en nuestras elecciones alimentarias, frente a la percepción de conquista y sensación de éxito cuando nos entregamos al sedentarismo después del extenuante trabajo físico, presente durante miles de años. Por otra parte, no olvidemos la sensación aspiracional que guía nuestra elección de bebidas endulzadas para recibir en casa a los seres queridos, en lugar del agua simple sinónimo de *pobreza*, porque no sabe a nada.

Este libro busca informar con contenidos serios y científicos el resultado del sobrepeso, la obesidad y los TCA, cuyo sufrimiento de *no poder elegir*, sólo responde a conductas compulsivas o terrores asociados a los alimentos, la figura o el peso. En estas páginas proponemos una opción de reflexión saludable, pero tan sólo es una opción, el lector deberá hacer su propia reflexión y decidir lo que es mejor para él y su familia.

La comida no debe utilizarse como premio o castigo hacia los hijos

Las conductas compulsivas implican una imposibilidad para elegir

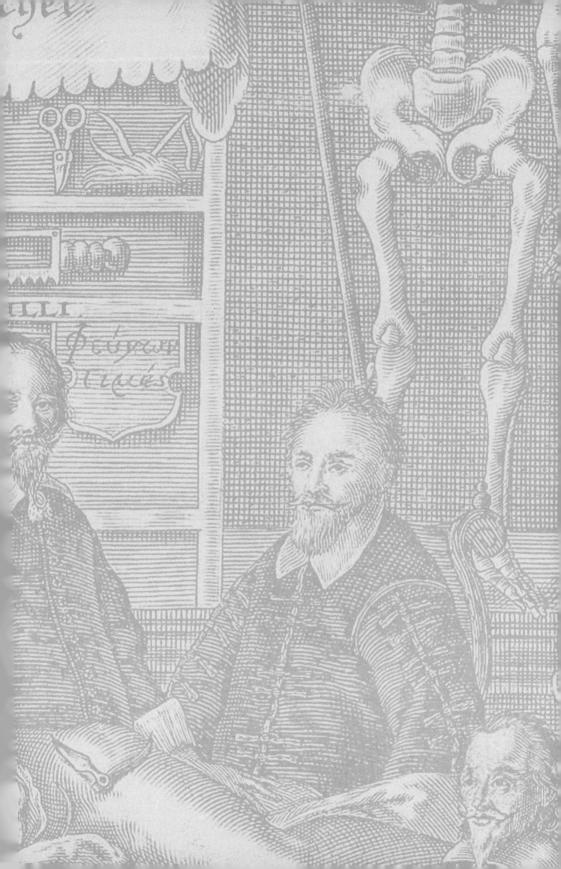

3. Nuestros ancestros y nosotros: constituidos para comer poco y movernos

Todas las especies de animales dedicamos un buen tiempo de nuestra vida diaria en buscar comida; por ejemplo, los mamíferos invierten entre 25 y 50% del día para alimentarse. En nuestro caso, el cambio de la dieta *silvestre* por comidas de alta densidad energética nos permitió disminuir considerablemente el tiempo dedicado a conseguir alimento y acumular más energía de mayor calidad. Podíamos llevar estos alimentos con nosotros para desplazarnos por periodos prolongados durante las migraciones, asegurando la sobrevivencia.

Hemos modificado no sólo lo que comemos, sino también la forma en que lo hacemos. Antes consumíamos constantemente pequeñas cantidades de alimento, en soledad, aislados, pero ahora hacemos *comidas* más completas y abundantes. Así, las *comidas* se han conformado como parte fundamental de los aspectos biológicos, psicológicos y sociales de la alimentación humana, sin la cual sería muy difícil entender nuestro funcionamiento personal, familiar y social.

Han sido muchos los antropólogos que se han detenido a descifrar esta apasionante y compleja cultura de la alimentación (Lévi-Strauss, 1962).

La evolución de nuestra especie se debió, en buena medida, a la gran fuerza física y al trabajo pesado que realizaban nuestros ancestros y que los llevaba a gastar, sin ningún problema, cerca de tres mil calorías cada día; también su cerebro gastaba más energía y al mismo tiempo aumentaba su capacidad. Había un elevado esfuerzo físico cotidiano y constante, y un alto gasto de energía, situación que en la actualidad ya no existe, ni siquiera en los trabajos considerados más pesados, porque por ejemplo, en las fábricas la automatización y la tecnología han reducido el desgaste físico. Sólo en el campo, en parcelas sin el adecuado apoyo tecnológico, continúan las largas jornadas físicas extenuantes. De igual forma, el esfuerzo físico necesario para llegar al sitio de trabajo ha disminuido gracias a los transportes colectivos. Hoy, esos minutos que pasamos sentados en el autobús o en el Metro facilitan nuestro traslado, pero también reducen el gasto calórico de nuestro organismo. Asimismo, las breves e interrumpidas jornadas caminando hacia el trabajo no

Nuestros ancestros gastaban cerca de tres mil calorías diariamente cumplen los requerimientos físicos necesarios, ya que duran pocos minutos, son de baja intensidad y de poca distancia.

Hemos olvidado el origen ancestral de la actividad física

En diferentes países se han desarrollado estudios donde se demuestra que la actividad física es una acción ancestral que hemos olvidado y que está directamente relacionada con la salud, la disminución del sobrepeso y la protección de algunas enfermedades. En la actualidad, moverse no está asociado al desarrollo o al éxito, incluso puede reflejar un bajo nivel social. Para qué subir y bajar las escaleras si existe el elevador o las escaleras automáticas. Los transportes públicos incluso tienen paradas en cualquier punto de la calle, sin importar el tráfico que generen y el desorden que incluso puede ir en contra del mismo peatón; en lugar de detenerse sólo en las esquinas para brindar un mejor servicio a los usuarios y así promover que éstos caminen hasta la esquina de la calle.

En Estados Unidos se realizó un estudio en 2002 que demostró que sólo 5% de la población realiza 30 minutos diarios de actividad física moderada, cinco veces a la semana, que es la recomendación de la Organización Mundial de la Salud (OMS) para llevar una vida saludable. Actualmente, 30% de la población considera que realiza la suficiente actividad física porque *aún se mueve* y cree que está fuera de riesgo de subir de peso e incluso puede bajarlo, sin embargo, desconoce la realidad; sobretodo por que en la actualidad los alimentos también han cambiado su perfil energético y fácilmente nos llevan a subir de peso. El mayor desconocimiento se refiere a los líquidos, que representan 22% del total de las calorías que consume el mexicano (Rivera *et al.*, 2008) y no el deseable 10%; pero parece que ya que *resbala fácilmente* no es problema alguno. Se podría decir que nuestra mentalidad sigue apegada al pasado como un modelo de pensamiento mágico.

Sólo la tercera parte de la población infantil en Estados Unidos cumple con las recomendaciones óptimas de actividad física

Aunado a la baja actividad física se ha incrementado el tiempo que permanecemos sentados viendo la televisión. En Estados Unidos, 52.3% de la población lo hace tres horas o más al día. Desde Atlanta se coordinó un estudio nacional en donde se encontró que 35% de los niños ven la televisión tres horas o más al día, y 21% utilizan la computadora o juegos electrónicos durante el mismo tiempo. Se ha comprobado que quienes ven cuatro o más horas diarias de televisión tienen mayor peso que aquéllos que la ven menos de dos horas (Andersen *et al.*, 1998); sólo 36% de los niños cumplen las recomendaciones de actividad física, y menos de 33% tienen clases de educación física.

En México, las cosas se presentan igual de complicadas. Datos de 2005 nos señalan que a la población mexicana le interesa poco la actividad física. Las mujeres realizan menos ejercicio que los hombres, pues sólo 30% refiere hacer algún tipo de deporte. Conforme aumenta la edad, en ambos sexos, disminuye el porcentaje de actividad física. En el grupo de jóvenes entre 22 y 29 años de edad cerca de 66% de los hombres no se mueven, frente al alarmante 84.6% de las mujeres, en una edad donde la energía permite un alto rendimiento.

La creación del entorno o construcción del medio ambiente es responsabilidad de los seres humanos, porque de esta manera facilitamos nuestras diferentes actividades, más allá de tener un techo diseñamos las vías de acceso entre las poblaciones, lo que permite el arribo de provisiones y el libre tránsito de los pobladores. Esto es mucho más evidente cuando exploramos la actividad física como una necesidad cotidiana de todo ciudadano mexicano. Sin embargo, observamos que las vías de comunicación están diseñadas solamente para los vehículos, pues todavía no hemos dado el siguiente paso en beneficio y cuidado de los peatones. Si los peatones y ciclistas formaran parte de la estirpe social, serían los últimos eslabones próximos a la extinción. Sólo tomemos en cuenta nuestro recorrido diario y veremos cómo aparecen en nuestra mente múltiples obstáculos, como las banquetas en mal estado en lugar de vías libres y seguras para peatones o bicicletas.

Incluso, a veces tenemos que caminar por terrenos inseguros o subir cuestas de tierra con el peligro de resbalarnos. Todo esto nos lleva a pensar que no hay otra solución que el transporte público y qué bueno que exista porque nos salva de todo este peregrinar asociado a caminar por la ciudad, lo cual resulta aún peor para las personas mayores o con capacidades diferentes. Por lo tanto, la inversión del gobierno en este rubro debe ser mayor. Desgraciadamente se nos olvida que el Metro es el mejor medio de transporte, desde su aparición en la Exposición Universal de 1900 en París, porque ya sea subterráneo o elevado, cuando corre por el exterior, deja libres las avenidas para otras alternativas de transporte más cercanas a la ciudadanía.

Está comprobado que un entorno agradable en donde se pueda desarrollar la actividad física, la promueve; quienes viven cerca de un parque o zonas peatonales de fácil acceso tienen menos sobrepeso (Sallis, 2006). La población que le da valor a estas conductas busca vivir cerca de estos espacios atractivos, y es un hecho que la posibilidad de acudir a los parques está asociada a una mayor actividad física entre los adolescentes urbanos (Babey *et al.*, 2008); hay datos que también impactan positivamente el tejido social y generan disminución de la violencia comunitaria (Borys *et al.*, 2011) como promotores efectivos de la red social.

Por otra parte, existe una relación directa entre el sobrepeso y la dificultad para realizar actividad física en una comunidad (Gordon-Larsen, 2006); no olvidemos la tendencia a evitar caminar para llegar a la escuela aunque esté cerca de la casa; además, preferimos

Algunas ciudades están llenas de obstáculos que hacen más difícil el libre tránsito de ciclistas y peatones acercarnos a la tienda del barrio en lugar de ir al supermercado que está más alejado, y siempre hay una justificación por la situación de violencia que se vive. Estas situaciones interactúan y se suman al problema de la reducida actividad física (Zhu y Lee, 2008). Los adultos son quienes tienen temor y no fomentan que los niños y jóvenes salgan y realicen actividades físicas, pero tampoco buscan alternativas (Miles, 2008). La población se aisla por los argumentos de inseguridad existente, pero además, la inspiración o las ganas de caminar se ven limitadas porque no hay banquetas, señalamientos, iluminación o vigilancia para tal efecto. Todo esto se suma al sedentarismo habitual de las personas.

Las plazas comerciales no son una opción saludable para tener actividad física de calidad

En la construcción de nuestro entorno se observa un interés especial por tener acceso al abasto de alimentos, hay múltiples concesiones para las cadenas de comida rápida dentro de los centros comerciales que proliferan aún más que las tiendas de frutas y verduras (Papas *et al.*, 2007). Caminar los fines de semana dentro de las plazas comerciales ya es un deporte nacional, pero al permanecer ahí se dificulta el acceso a alimentos saludables y nos enfrentamos a todos los riesgos imaginables asociados al consumo de alimentos de alto contenido calórico, porque las verduras y frutas no representan la mayor oferta ni son las de gran demanda.

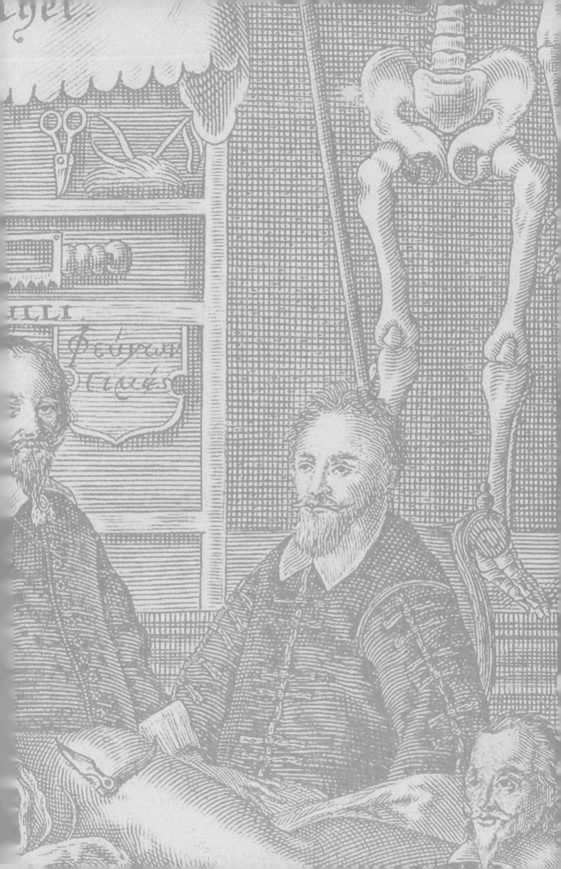

4. La explosiva evolución de los alimentos

Es claro que nuestra dieta, alimentación y conducta alimentaria del pasado apostó a nuestro éxito como especie (Power y Schulkin, 2006), a la modalidad de consumo y su asociación con la actividad física. La alimentación es sin duda, una actividad colectiva tanto por la forma de obtención de sus ingredientes, como por las características de su consumo. Sin embargo, los cambios en el tipo de alimentos y bebidas (altamente calóricos y con bajo contenido de fibra), el sedentarismo y el abuso en el consumo de alimentos hoy en día son factores que pueden poner en peligro a nuestra especie que, no obstante haber conquistado el planeta, enfrenta la posibilidad de ser víctima de su propio *éxito* y del aparente triunfo sobre el hambre, la sed y la actividad física asociada al trabajo en el campo y en las fábricas.

El contenido altamente calórico y con bajo porcentaje de fibra de los alimentos que consumimos, y una vida sedentaria generan un desequilibrio entre el binomio hambre-saciedad

Ese deseado momento que llamamos *comida* puede suceder en diferentes horarios en los que consumimos alimentos mientras permanecemos sentados, de pie, solos o acompañados. Puede estar relacionado con festejos, gustos, negocios, relaciones amorosas, amigos, es decir, comprende toda la gama de actividades sociales humanas, sobre todo cuando comer es el objetivo de la convivencia y ofrece opciones diversas en tiempos ilimitados en los que llegamos incluso a los excesos; olvidamos medirnos e ignoramos el equilibrio del binomio hambre-saciedad.

Se habla de que hoy nos encontramos frente al *paradigma del desajuste* porque nuestra evolución biológica y la adaptación a los lugares en donde vivimos, que han sido creados por nosotros mismos, fue muy buena, pero en los últimos 30 años ya no lo es porque la hemos modificado cualitativamente. Es evidente que nuestros ancestros tenían que moverse más y dedicar mucho tiempo para conseguir alimento en comparación con nosotros. De igual manera, existen diferencias importantes en los alimentos que hoy consumimos en su forma, en su fácil acceso, digestión y contenido calórico (Eaton y Konner, 1985).

Los grandes cambios en nuestra alimentación y en la actividad física que realizamos se dieron durante los últimos 30 o 40 años; el tipo de frutas, verduras, productos lácteos y carnes es distinto, su acceso es complicado y ha dado como resultado un entorno *obesogénico* (Swinburn, 1999).

Estos cambios son efecto del progreso social, económico y hasta científico, y han afectado incluso a los países desarrollados. Sin embargo, sus efectos nocivos se observan mayormente en los pueblos con menor desarrollo. Hoy en día, en los países desarrollados las personas de menor nivel económico son las que más sufren de obesidad, mientras que en los países menos desarrollados las personas de mayor poder adquisitivo la padecen (Prentice, 2006). Aunque parezca raro, la obesidad y el sobrepeso están acompañados de malnutrición: bajos niveles tanto de hierro como de vitaminas y micronutrimentos que son parte esencial para la salud. Recordemos que es hasta principios de los años 80 que la obesidad es considerada una enfermedad.

Una de las maneras para entender los problemas de sobrepeso y obesidad es relacionar la ingesta con el gasto energético, y entender en dónde se rompe el equilibrio; ya sea que se guarden calorías de más y se padezca sobrepeso u obesidad, o se gaste energía en exceso y se pierda peso, pudiendo llegar a niveles poco saludables. En este punto aparece la pregunta más frecuente e importante de estos años: ¿por qué la gente come más de lo que necesita o por qué se mueve menos de lo que debería?

En la actualidad son muy apreciados los alimentos que contienen altos porcentajes de proteína animal, harinas blancas, almidón, azúcar simple y grasas, y son bajos en fibra, vitaminas, micronutrimentos, minerales y agua, generalmente con alto contenido calórico. Aunado a todo esto, en México son fáciles de obtener, están en cada esquina e incluso se entregan a domicilio. Sabemos que este tipo de productos se desarrolló como resultado de estudios sobre las preferencias de los consumidores.

Esto indica que nuestra sinergia de siglos de padecer *hambre* busca tener respuesta con alimentos altamente sabrosos, salados, picosos y grasosos, porque nos gustan y los preferimos sobre otros. De lo contrario, no se venderían, y uno de los argumentos de la industria alimentaria, frente a la urgente necesidad de modificar la calidad nutricional de sus productos, es el temor de que éstos ya no se consuman y caigan sus ventas, pierdan ganancias y afecten a sus trabajadores. La experiencia ha mostrado que los cambios también los benefician, sus ventas continúan y mejora la responsabilidad social de todos.

Por otra parte, hay una explicación histórica frente a la desnutrición y la necesidad de alimentar a las clases trabajadoras, porque éstas cubren largas jornadas de trabajo y tienen necesidad de contar con energía suficiente para cumplir con sus labores. En realidad, detrás de la desnutrición está la pobreza y, por lo tanto, los movimientos sociales.

Gracias a la producción en serie y a los bajos precios incrementó el acceso a los alimentos industrializados. Asegurar la alimentación sería una gran conquista histórica de toda sociedad desarrollada si esta clase de alimentos no fuera de baja calidad y en lugar de representar un problema de salud se convertiera en un beneficio social.

De algo que nos han alertado poco es sobre las *calorías líquidas* o *calorías vacías* que ingerimos en diferentes gaseosas de alto contenido calórico y cero contenido nutrimental. Es claro que en este tema el consumidor y la industria han ido cambiando. Se ha pasado de consumir pequeñas porciones a mayores cantidades, de doble a triple porción o incluso más; en Estados Unidos se registró el consumo de refresco en envases de mayor tamaño, que fue diez veces mayor al de los envases de los años 60. Quién no recuerda aquellas pequeñas botellas de refresco que consumíamos hace 40 años; obviamente eran pequeñas cantidades del líquido a precios bajos y no existía en esos tiempos el hoy seductor envase *familiar* que se ofrece como si fuera un regalo para la familia mexicana.

Por desgracia, la producción en serie y sus exitosas ventas hicieron que los precios de los refrescos bajaran y la posibilidad de comprar grandes cantidades se volvió una moda, además existe la práctica, en diferentes tiendas de *comida rápida*, de pagar un vaso de refresco y poder *rellenarlo* las veces que se quiera, sin pedir permiso, oferta única para el sobrepeso y la obesidad. Por otra parte, aumentó la variedad de refrescos, con una larga lista de opciones de todo tipo: sabor, nombre, color, tamaño y presentaciones para todas las preferencias.

En Estados Unidos llega a consumirse 50% más del requerimiento calórico para los americanos. En México se hizo un estudio muy interesante que demostró que cerca de 22% de las calorías (Rivera *et al.*, 2008) que consume el mexicano proviene de los líquidos y se asocia directamente con el sobrepeso y la obesidad de los consumidores. Hay datos relevantes que nos dicen que tomando un refresco diario durante un año podemos llegar a ganar hasta 9 kilos de peso si no incrementamos nuestra actividad física (Power y Schulkin, 2006). La mayoría de estas bebidas son endulzadas con fructuosa, lo que aumenta su sabor y nuestro gusto por ellas, y debido a un proceso endocrino en el organismo generamos que nuestra saciedad sea menor y aumente el apetito, con el inconveniente incremento de consumo calórico. Además, el efecto de las bebidas de alto contenido calórico y sin valor nutricional, que por su constitución no generan la distensión abdominal que dispara las señales de saciedad, permite que tomemos de más y retardemos el registro de estar satisfechos.

Del mismo modo, se ha observado en varios estudios longitudinales (que permiten el seguimiento de los mismos individuos por

Cerca de 22% de las calorías que consumen los mexicanos proviene de refrescos y bebidas endulzadas con fructuosa años) que la gente que toma bebidas endulzadas con edulcorantes a la larga aumenta de peso (Dhingra, 2007). Son varias las hipótesis para sostener lo anterior; porque a pesar de que estos líquidos no aportan calorías, propician el aumento de peso y porque promueven la preferencia al gusto dulce y poco control en su consumo. De igual forma, la gente que toma este tipo de bebidas se permite consumir comida con alto contenido energético e incrementar el consumo de alimentos, pensando que los refrescos de dieta los protegen del exceso en la ingesta.

Hablamos poco de otros líquidos que habría que tomar con medida, como los jugos de fruta endulzados, la leche entera para mayores de tres años, las bebidas energizantes con sabor, los licuados, el café y el té endulzados con azúcar, y el alcohol. Todas estas bebidas son altamente calóricas, por lo tanto debemos tener cuidado con su consumo y no olvidar que el agua simple potable es la opción más saludable.

Es un hecho innegable que los mexicanos hemos modificado nuestros hábitos alimenticios: ahora consumimos cerca de 30% menos verduras y frutas, frente a un incremento aproximado de 40% en el consumo de refrescos, lo que ha generado un desequilibrio que se refleja en el peso de la población en general.

Los mexicanos consumimos 30% menos verduras y frutas que hace 20 años

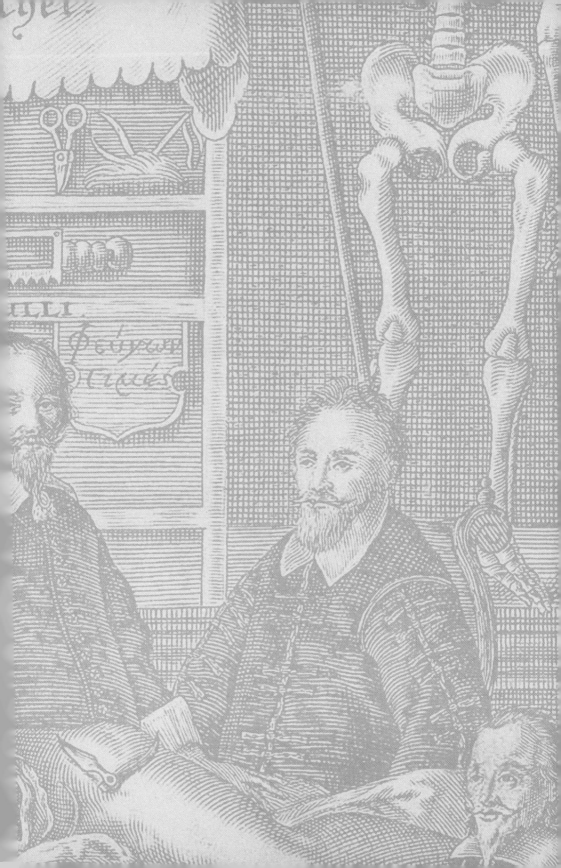

5. Transición nutricional, demográfica y epidemiológica

Es importante conocer ciertos estudios de evolución y adaptación que nos alertan sobre nuestra situación actual y nos señalan espacios de riesgo, pero también de oportunidad para todos.

La llamada modernidad nos ha permitido no sólo sentarnos a disfrutar de un techo, una comida caliente con los utensilios de cocina necesarios y varias veces al día, sino incluso que podamos salir y consumir los alimentos fuera de casa. Comer fuera podría parecer una gran conquista, pero también puede convertirse en un gran riesgo.

Durante los últimos 40 años, los grandes cambios que han impactado a las poblaciones comprenden tres transiciones que generaron un cataclismo que afectó cuantitativamente al mundo en lo referente a la salud: la del tipo de alimentos (transición alimentaria); la de las principales enfermedades (transición epidemiológica), que nos atañen a todos, y la de la variación de las edades de la población (transición demográfica). Esto ha pasado no solamente en México, sino en todos los países desarrollados como Estados Unidos, Gran Bretaña, el continente Europeo, incluso en el Pacífico, Asia y África (Prentice, 2006) y en América del Sur, incluso para los indígenas del Amazonas. Son éstas las tres grandes transiciones que vivió el mundo en los últimos años y sin su conocimiento no se puede entender la obesidad ni sugerir estrategias ni proponer acciones específicas.

La salud mundial se ha visto afectada por el tipo de alimentos, pandemias y variación demográfica

a) *Transición nutricional.* En un principio, se presentó en naciones pobres que comenzaron a mejorar económicamente. Los bajos recursos en estos países se asociaban sobre todo con la desnutrición y el bajo peso. Sin embargo, ser pobre en una nación desarrollada se convirtió en un factor de riesgo para tener obesidad.

La transición nutricional

La obesidad se ha convertido no sólo en un problema para los que tienen recursos, sino en un grave problema para los pobres. Durante los años 60, en Brasil igual que en muchos países latinoamericanos como México, las mujeres pobres presentaban bajo peso, pero para 1997 cambió su perfil y mostraban obesidad incluso en mayor proporción que la gente adinerada.

Los cambios demográficos, ocupacionales, de estilo de vida y nutricionales son los responsables del incremento de la obesidad.

El impacto del cambio en la alimentación se disparó en los últimos años porque la población mundial emigró del campo a las ciudades y esto generó grandes concentraciones urbanas. Debido a la oferta de trabajo, predominantemente sedentario, esta modificación urbana aceleró el cambio de dieta a uno de tipo *occidental*, con alimentos ricos en grasa y harina blanca refinada. De ahí que se considerara que la salud está asociada a *mejores dietas*, es decir, dietas con alto contenido calórico. Por lo tanto, el aumento del nivel económico se relacionó con una dieta alta en contenido calórico, con más grasa, proteína animal, carbohidratos y baja en fibra. Esta dieta aseguraba muchas calorías, pero no una mejor nutrición. Existen datos que señalan que incluso disminuyó el precio de las grasas y del azúcar.

De igual manera, y gracias a la tecnología, bajó el costo de las verduras, siempre y cuando fueran de *temporada*. Así, por un lado, la población ha disminuido el índice de bajo peso y ha aumentado la talla, pero, por otro, la acumulación de grasa se ha convertido en un serio problema asociado a la alimentación y a la baja actividad física.

Cambios en la adquisición y consumo de alimentos

En México, como en el resto del mundo, estos cambios están asociados a la modificación de la adquisición de los diferentes grupos de alimentos. En el periodo de 1984 a 1998, durante 14 años, disminuyó la compra de tortilla 50%; las verduras y frutas, 30%, igual que la leche y sus derivados; la carne y los huevos, 20%, y se incrementó la compra de refrescos 40% y de azúcares 10%. El consumo de alimentos bajos en fibra y altamente calóricos y de bajo contenido nutritivo contribuyó directamente al incremento de sobrepeso.

Destacan en ese mismo periodo los datos del índice de compra de refrescos en México en las diferentes regiones: en el Norte de 5.5 a 7%; mientras que en la Ciudad de México inició con 2.5 hasta llegar a 7%, con la diferencia de un mayor incremento durante esos 14 años; en el Norte ya había un consumo del doble en comparación con la Ciudad de México. La zona Central y el Sur parten ambas de 4 y llegan a 5.5%, con un comportamiento diferente a lo largo de esos 14 años, y la primera es la que tuvo incrementos mayores, para llegar al mismo índice al corte de 1998.

Todas las zonas registran incrementos importantes, cerca de 40%, con un gran impacto en nuestra alimentación porque olvidamos que a través de los líquidos incorporamos muchas *calorías vacías* en nuestro organismo que las almacena con facilidad. Esto lo notamos cuando decimos: "Ya no me queda la misma talla" o "Se me encogió el cinturón", ambas situaciones indican sobrepeso y son señales de alarma que tenemos que tomar muy en serio. Después será muy difícil *bajar de peso*, o mejor dicho cambiar nuestros hábitos y quitarnos el gusto por lo dulce y lo grasoso o salado.

　　No es fácil entender que la obesidad está asociada a la mala nutrición, porque siempre habíamos escuchado que estar gordo era por *comer bien*, pero esto no es verdad; comer mucho no garantiza el aporte adecuado de nutrientes. A lo largo de los tiempos ha podido mejorarse el aporte de energía, ya que antes había alimentos de todo tipo, pero era difícil el acceso a ellos y ahora ha mejorado el aporte de calorías. Alimentos como los refrescos y jugos endulzados con alto contenido calórico tuvieron la función de incorporar al organismo las calorías faltantes, pero eran sólo calorías vacías, porque sabemos que no tienen mayor aporte en cuanto a nutrimentos, y sí propician la mala nutrición y el aumento de peso al saciar el hambre, función mayormente reservada a los alimentos sólidos.

　　Como parte de la migración a las ciudades y el aprendizaje de hábitos y valores occidentales, asociados al éxito, la ingesta de ciertos alimentos que se consideraban superiores a otros generó efectos nocivos importantes. En un estudio publicado en 2002, Rivera nos señala el cambio en la ingesta de las familias de México al estudiar el gasto en alimentos. En él reporta que en el periodo de 12 años que comprenden de 1986 a 1998, hubo una disminución de cerca de 30% en la ingesta de verduras y frutas; cerca de 27% en leche y sus derivados, y 18% de carne, frente a un incremento de 37.21% de refrescos y 6% de harinas refinadas. Estos datos nos señalan otro de los canales que contribuyeron a la problemática del sobrepeso y la obesidad en México y en el mundo.

b) *Transición demográfica.* En México, como en muchos países latinoamericanos, encontramos un cambio interesante en el índice de habitantes. Con la distribución de los grupos de edad en la población llegó la llamada transición demográfica; pasamos de una población infantil (menores de 10 años) mayor de 35%, y de adolescentes (entre 10 y 19 años) mayor de 25% del total de la población. En franca diferencia con menos de 5% de mayores de 70 años en 1970.

　　En 2005, 35 años más tarde, se observó una disminución de 21% de la población infantil, es decir, un retroceso de un

La obesidad está asociada al consumo de calorías vacías

La transición demográfica

tercio en este periodo; de igual manera hubo un retroceso en la población de adolescentes, con 20% del total de la población. Por otro lado, la población de adultos y adultos mayores presentó una tendencia a la alta, que de continuar así, provocaría que en 2030 uno de cada cuatro mexicanos sean mayores de 60 años y la población de niños y adolescentes sea menor, condición que generará un perfil demográfico similar al de los países desarrollados, como sucede en Europa. Esta situación representa la oportunidad de tener una gran masa de población económicamente activa, pero por desgracia existe el riesgo de que esta población padezca en mayor medida obesidad y enfermedades crónicas, acompañadas de una alta mortalidad adulta. Incluso es posible que disminuya por primera vez la esperanza de vida de hasta 80 años, llegando en la actualidad a ser de 75.4 años promedio (73.1 en los hombres y 77.8 en las mujeres).

Gráfica 1. Transición demográfica en México
1970-2005-2030

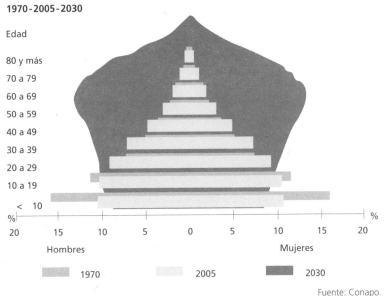

Fuente: Conapo.

La transición epidemiológica

c) *Transición epidemiológica.* Otro de los efectos de estas tres transiciones es el incremento del sobrepeso y la obesidad y sus efectos, es decir, las llamadas enfermedades crónicas no transmisibles, como la diabetes mellitus, la hipertensión arterial, el colesterol elevado, problemas de corazón, infartos, etcétera. Éstas no tienen cura, pero pueden controlarse tomando los medicamentos prescritos en sus dosis terapéuticas (ni más ni menos, y jamás interrumpirlos por iniciativa propia), además de que los pacientes deben tener una buena calidad de vida y observar *cuidados a largo plazo*, con tres líneas claras de acción: actividad física, alimentación correcta y consulta médica.

La *adherencia al tratamiento*, la cual implica seguir las indicaciones del especialista, es el principal reto, ya que sólo 25% de los pacientes con este tipo de enfermedades siguen el tratamiento en países como el nuestro. Esto genera que un pequeño problema de peso se convierta en poco tiempo en diabetes y termine en serios problemas vasculares, como ceguera, amputaciones, mal funcionamiento de los riñones (insuficiencia renal) o muerte prematura.

Gráfica 2. Transición epidemiológica
Principales causas de muerte en México (1950-2006)

En 2000 ya había más de 170 millones de personas con diabetes en el mundo

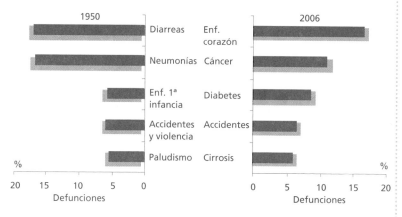

Fuente: INEGI/DGEI-DG. EPID SS.

Estudios internacionales señalan que en el 2000 había 171 millones de personas con diabetes en el mundo y se calcula que esa cantidad se duplicará para 2030. Este problema de salud es sumamente grave para la economía del paciente y de su familia, porque es uno de los principales factores de riesgo de empobrecimiento por *gasto catastrófico* debido a una enfermedad crónica, que puede llevar al paciente no sólo a perderlo todo, sino arrastrar a la familia en estos gastos interminables.

Es necesario cambiar el estilo de vida para sobrellevar las enfermedades de tipo crónico no transmisibles

En México, las enfermedades que generan el mayor número de fallecimientos pasaron de ser las infecciosas, en los años 50, a las crónicas no transmisibles, en 2005, gracias a las campañas de vacunación, que han tenido muy buenos resultados, y a la mejora del agua potable y de otros determinantes sociales en salud. Pero sucedió la transición y padecemos otro tipo de enfermedades: las de los países desarrollados, es decir, las de tipo crónico no transmisibles (riesgo cardiovascular, cáncer y diabetes mellitus), las cuales necesitan un cambio de estilo de vida, ya que la medicación genera el control temporal si se asocia con la implementación de actividad física y alimentación correcta en la vida diaria.

En los últimos 30 años se han triplicado los índices de obesidad en México

México es un claro y dramático ejemplo del crecimiento desordenado y con baja planeación, con un registro de altos índices de obesidad en los últimos 30 años, al triplicarse la prevalencia. Así, encontramos que en este periodo de 18 años aumentó entre 80 y 90% el sobrepeso y la obesidad en México.

Está comprobado que las relaciones sociales promueven o no una alimentación desordenada

Por supuesto que sabemos que los amigos y la familia son muy importantes en los hábitos alimenticios. Por ello, aquel dicho: *¿Dime con quién andas y te diré quién eres?* también se aplica a la alimentación, pues se ha comprobado científicamente que las relaciones sociales promueven, o no, la posibilidad de comer desordenadamente y aumentar de peso (Christakis, 2007). Se denomina *distancia social* entre las personas a la proximidad de residencia entre amigos que sean desordenados para comer y padezcan obesidad. Otro indicador de distancia social es el que se refiere a la semejanza por género o edad, considerándose de mayor riesgo si se trata de un amigo del mismo género que tiene peso elevado.

Esto nos habla de la existencia de la proximidad social y conductual intuitiva; de la aceptación de conductas desordenadas y baja actividad física, que se refuerzan entre los grupos sociales, en este caso con amigos. Al mismo tiempo se ha observado con respecto a la familia que si alguno de los padres tiene sobrepeso u obesidad, se multiplica por tres el riesgo de que sus hijos lo padezcan cuando sean mayores; y si ambos padres lo padecen, el riesgo crece y se multiplica por trece, en comparación a quien no tiene padres con sobrepeso. En ambos estudios queda claro que siempre aprendemos de las personas cercanas, pero no sólo eso, sino que también buscamos figuras de referencia para todas nuestras conductas, incluyendo la alimentación y la actividad física, mucho más cuando somos niños o jóvenes.

La necesidad de una alimentación balanceada ya no responde sólo al discurso de las madres o de las abuelas preocupadas por nuestra salud, sino a un imperativo personal, familiar y social frente a una verdadera vorágine que está arrastrando a toda la sociedad mexicana. Frente a esta situación es importante que hagamos algo contundente, personal y en torno a la familia; así como aplicar políticas públicas efectivas que tengan intervenciones comunitarias.

Una alimentación balanceada se ha convertido en un asunto de políticas públicas

6. La dieta

Actualmente escuchamos con mucha frecuencia la palabra *dieta*, por lo que es importante revisar su significado y en qué nos hace pensar. El término *dieta* proviene del latín *diaeta* y del griego διαιτα que significa "régimen de vida", normas que gobiernan o rigen la vida. También se aplica a las instrucciones que el médico da al enfermo para que se restablezca y se sienta mejor, ya sea que su malestar provenga de comer o beber, o sea generado por otras causas. *Dieta* también implica la noción de falta, privación o restricción de comer sustancias que se ingieren como alimento, tipo de comida de cada región o de un tipo de régimen que busca la salud. Por desgracia, la noción restrictiva es la más frecuente y se ha asociado a la lucha contra la obesidad durante muchos años. Nos llevará tiempo de sobra y esfuerzo cambiar esta noción en la población y en los profesionales, pero sobre todo en nuestros niños y niñas. Está comprobado que el orden y balance en la alimentación es la base del peso correcto y la dieta (restricción), en cambio, es un factor de riesgo para perder el control, tener atracones o aumentar de peso.

> ¿Qué significa la palabra *dieta*?

Al hablar de *dieta* nos referimos también a comer *sabroso*, a un menú saludable, incluso a la cura de algún mal o a estar mal alimentado. Por otra parte, *dieta* también significa la necesidad de encontrar algo que nos ayude a gobernar nuestro apetito, lo que convierte a la alimentación en un grave problema cuando perdemos la riqueza de la variedad de alimentos, la espontaneidad de comer en el momento que se nos antoje y seguir nuestras señales de hambre y saciedad.

Recordemos que la acción de alimentarnos es un diálogo entre nosotros y los demás; es parte de los encuentros familiares, profesionales, sociales, etcétera. Pero se convierte en un problema cuando se vuelve un monólogo obsesivo, cuando sólo hablamos de eso, incluso cuando ya no tomamos en cuenta ni el hambre ni la saciedad ni los *antojos*. Nos sometemos *sin querer* a temores asociados a la figura, al peso y la comida.

> Los temores asociados con la figura *ideal* convierten a la dieta en algo restrictivo

Con frecuencia, cuando escuchamos la palabra *dieta*, nos viene a la mente algo restrictivo, incómodo, molesto y limitante, que puede a su vez explicarnos por qué no se nos antoja entrar a un régimen que tiene un perfil autoritario, y este aspecto es sumamente importante cuando tomamos decisiones acerca de la alimentación.

La salud popular
no puede estar
condicionada
por estereotipos
publicitarios
y mediáticos

La salud es el estado en el que nuestro cuerpo y mente ejercen favorablemente sus funciones, propiciando el crecimiento y el desarrollo en la persona, pero hoy existen muchos mitos que pueden interferir o arrastrarnos, e incluso justificar, los excesos si no los identificamos y estamos atentos a su existencia.

La salud popular se ha basado, de manera errónea, en la idea mediática y publicitaria de un cuerpo idealmente delgado, con el peligro de olvidar y desvalorizar las características propias de la constitución física de cada persona, de su complexión y de sus hábitos de actividad física. Con ello se busca alejarnos de nuestra propia estructura latina y acercarnos a modelos occidentales, por lo general sajones, que son diferentes a nuestra morfología e idiosincrasia. Esta tendencia puede convertirse en un signo de intolerancia racial o de conductas que van en contra de la perspectiva de género, ya que las que se preocupan más por su cuerpo son las mujeres, con conductas como el *intenso miedo a subir de peso* que se presenta en 14.8% de las adolescentes mujeres y en 6.9% de los hombres. Esto se complica con el concepto de exceso y abundancia asociado a la comida, evocador del éxito y la conquista contra el hambre o la carencia, incluso pretendemos llenarnos con *todo lo que nos falta*, de manera que el alimento se transforma en algo emocionalmente intenso y delicado.

Es importante estar atentos a nuestro cuerpo y peso sin que la obsesión o el terror se apoderen de nosotros, y de esta manera observar nuestras conductas y revisar nuestros hábitos de forma individual.

Los nuevos hábitos saludables deben iniciarse poco a poco; con muy baja frecuencia, una o dos veces por semana; deben poder acomodarse a nuestra vida diaria; y hasta que ya son parte de la misma, podremos incrementar su intensidad (más minutos de caminata, porciones más abundantes de verduras o vasos de agua más grandes por día). Solamente debe hacerse aquello de lo que estamos convencidos, lo que podemos mantener; lo demás es imposible y pronostica un futuro fracaso.

Para las mujeres resultará difícil conseguir una figura muy delgada, sin curvas (biotipo infantil); en tanto que los caracteres sexuales secundarios se suceden por cúmulo de grasa en ciertas zonas del cuerpo, como muestra de las funciones hormonales asociadas a la menstruación, entre otras. Esto es necesario que se les explique una y otra vez a las y los adolescentes, e incluso a algunos adultos. No podemos como adultos pretender que nuestro cuerpo permanezca joven, porque la edad, como la mayoría de las cosas en la vida, no se puede ocultar. De aquí la citada crisis de la adolescencia y de la mediana edad, que con frecuencia coinciden y no nos damos cuenta de lo delicado que es para los hijos, quienes *hacen lo que ven y no lo que se les dice* cuando los padres igualmente insisten en ser jóvenes, propiciando conflictos en los hijos, incluso riesgo de padecer trastornos de la conducta alimentaria (TCA). Vemos, también, que la influencia de la publicidad es muy fuerte y afecta nuestros ideales. Si trabajamos para que estos conceptos sean flexibles, puede resultar agradable, pero si nos los creemos, se vuelven rígidos, inalcanzables y nos convertimos en sus esclavos. Seremos manipulados y estaremos limitados para elegir libremente lo que nos interesa. Recordemos que para evitar este impacto nocivo existe en muchos países desarrollados un letrero antes de iniciar el bloque de comerciales, el cual informa o alerta que la información que aparecerá es publicidad y busca vender, convencernos o enamorarnos para tener impacto en las ventas. En Francia, en 2011, surge una iniciativa de ley que busca informar al público si la imagen fue manipulada para que sepamos que esa figura, mirada, ojos, piel, cara, pierna, no existe en la naturaleza y, en cambio, es el resultado del retoque fotográfico.

La forma de nuestro cuerpo depende en gran parte de la genética, es decir, de ciertos rasgos que hemos heredado de nuestros padres y abuelos, pero también de cómo lo cuidamos y desarrollamos. No podemos volvernos *otro*, pero sí podemos mejorar mucho: crecer, ser más fuertes, más ágiles, tener mejor memoria y capacidad para entender.

El ejercicio puede modular los cambios. Es deseable que el aumento de peso sea proporcional al de la estatura, sin embargo, cada individuo desarrolla su propio estilo de crecimiento. Es frecuente que los adolescentes se sientan incómodos por cambios corporales rápidos, no obstante, también que deseen crecer como sus compañeros o de acuerdo con estereotipos culturales. En este momento, el acompañamiento de padres y maestros, de la familia y de la escuela será muy importante para todos, ya que las dos principales cajas de resonancia de los hábitos son la casa y la escuela.

La grasa corporal y los tipos diferentes de grasas que ingerimos en los alimentos son fundamentales porque son una reserva de energía necesaria para llevar a cabo muchas funciones orgánicas.

Así como el azúcar se disuelve en el agua, algunas vitaminas se disuelven en la grasa y de esta forma son transportadas por el torrente sanguíneo y son más fáciles de absorber. Sin grasa, estas vitaminas no podrían nutrir el cuerpo. Además, la grasa corporal sirve de colchón protector para los órganos y la capa delgada que está debajo de la piel que nos protege del frío. Un cuerpo que no tiene grasa suficiente carece de una piel, cabello y uñas saludables. Por otra parte, cuando es demasiado escasa puede ocasionar alteraciones hormonales que en las mujeres provocan la pérdida de los ciclos menstruales y un desarrollo de masa ósea deficiente; los huesos sufrirán y

Debemos fomentar una actitud crítica frente a la publicidad

La grasa corporal tiene diversas funciones en un organismo sano, como la absorción de algunas vitaminas les llevará mucho tiempo recuperarse, y a veces nunca lo harán. El exceso de grasa en el cuerpo tampoco es deseable. Aquí hablamos de un justo medio, un punto de equilibrio que nunca es exacto, sino un rango amplio dentro del cual nuestro cuerpo y nuestra mente puedan funcionar. Cuando la ingesta energética (calorías) es mayor que el gasto, por periodos prolongados, aparece un incremento en el depósito de grasa corporal. De ahí la importancia de recordar que lo que sostiene esta relación o balance es el hábito, y que de no existir puede detonar el sobrepeso y la obesidad.

Las reservas de grasa corporal provenientes del abuso de cierto grupo de alimentos se disparan con el sedentarismo

Existe un mito en cuanto a que no comer grasa asegura no tener exceso de ésta en el cuerpo. Lo cierto es que el abuso proveniente de la ingesta de cualquiera de los grupos de alimentos (hidratos de carbono, proteínas o grasas) se transforma en reservas de grasa corporal y el organismo almacena el exceso para épocas difíciles. Este cúmulo de reservas se dispara con el sedentarismo y con una dieta mal organizada. La grasa que ingerimos es un nutrimento más, necesario para el cuerpo, no una ofensa o una grave falta; durante muchos siglos el cuerpo robusto fue sinónimo de abundancia, belleza y éxito.

En cantidades moderadas, la grasa es benéfica. De 15 a 20% de las calorías que ingerimos aseguran que se lleven a cabo todas las funciones que hemos mencionado, sin generar acumulación. Este consumo nos hace sentir satisfechos por periodos prolongados porque las grasas tardan más en digerirse que otros grupos de alimentos. Una dieta muy baja en grasas nos hace sentir hambrientos poco tiempo después de haber comido. La grasa le da sabor a los alimentos y el cuerpo la utiliza para proveerse de energía.

Vivir implica muchos esfuerzos, tener que aprender a negociar, persistir, defender, ceder dando paso a la habilidad de relacionarse de forma adecuada, asertiva. Hasta el día de hoy se han publicado infinidad de libros e investigaciones muy interesantes sobre la felicidad.

Hay textos como los de Milan Kundera o Italo Calvino, que nos recuerdan el muy viejo deseo de ser *ligeros*, livianos, movernos con libertad y sin límite; pero también nos han mostrado que lo que define a la naturaleza humana es lo *pesado*. *Ser* implica estar montado en un cuerpo que existe, que nos pesa con todo, por todo y con todos los sentidos, que nos ata y sujeta al piso, a la tierra, a la vida; somos mortales, nos duelen los pies después de caminar mucho, los ojos después de exponerlos en exceso o llorar. Vivimos día a día nuestra gran contradicción, con el libre pensamiento y el sentir, pero clavados al pavimento en un cuerpo irremediable. Calvino (1993) incluso recalca, un poco antes de morir, esta contradicción y anhelo cuando propone como el primero de los retos del milenio la *ligereza*. Por su parte, Kundera (1984) ya había escrito cosas muy interesantes al respecto de la intensa y dolorosa *levedad del ser*. Recordemos que el ser humano tiende a buscar fuera de sí mismo situaciones que lo distraigan de su intenso interior; incluso existe un vano afán de querer encontrar en el exterior lo que pudiera solucionar o mejorar el interior, y el cuerpo no es la excepción.

La publicidad ha crecido, entre otras cosas, por este proceso mental, e inclusive ha buscado anticiparse al mismo, proponiendo o sugiriendo un escenario fantástico e ideal: *Como te ves, te sientes*. Como si esa ilusión fuera posible, se ha quebrantado la reflexión del registro interior, básica para el desarrollo emocional que es *como me siento, me veo*. Es lógico y comprensible que dependiendo de *cómo me siento* voy a verme de esa manera, es decir, si me siento mal, me veo mal; si me siento triste, cansado, enojado, me voy a ver de esa manera y seguramente no será la mejor cara con la que me encontraré frente al espejo.

El principio interno *como me siento, me veo* nos permite regresar continuamente a preguntarnos: ¿cómo me siento?; que no es otra cosa que el termómetro interior milenario que todas las grandes filosofías han explorado y buscado propiciar: el retorno a uno mismo. Es interesante que hoy la identificación de nuestras emociones sea un factor protector contra el sobrepeso y la obesidad, el cual retomaremos más adelante, al revisar el otro registro interno: el de *hambre-saciedad*.

Como me siento, me veo

Hoy buscamos medir nuestra infelicidad pesándonos en una báscula; nuestro malestar lo pesamos y medimos en kilos, cual ábaco mágico que nos señala una dificultad. Por desgracia, tratamos de bajar de peso, pero no necesariamente resolver el problema que nos aqueja. Cuando nos preguntamos: ¿por qué subí tanto? o ¿por qué perdí mucho peso?, buscamos causas físicas, pero no emocionales; las crisis personales o familiares se encuentran en el origen del desequilibrio, que finalmente se refleja en nuestro peso, pero poco nos detenemos a pensar en ellas.

Si consideramos la necesidad de estar más atentos a nuestros estados emocionales y cómo nos sentimos cada día, podemos preguntarnos cada mañana: ¿cómo amaneciste?, ¿qué tal para hoy?, ¿cómo pinta el día? Y si prestamos más atención, buscaremos equilibrar el peso, como parte de nuestro ser total, y controlar las fluctuaciones extremas de peso que nos serán dañinas y controlarán nuestra felicidad.

Nos cuesta trabajo pensar que no existe el *peso ideal*, porque nos cuestionamos si en efecto podemos ser como lo deseamos y nos enfrentamos a lo que somos y a lo que podemos ser, en realidad. Javier Marías señala que la crisis de la mitad de la vida es muy fuerte porque "sólo nos queda ser nosotros mismos". Esta reflexión es muy atinada e implica renunciar finalmente a esos ideales juveniles inalcanzables, concentrarse en los posibles y existentes, y volverse uno mismo.

El peso ideal realmente lo establece el cuerpo. No es el que la persona decide, sino el que resulta de una alimentación correcta junto con un régimen de ejercicio adecuado acorde con la complexión, sexo y edad de cada persona.

Set Point

El peso ideal varía de una persona a otra

La idea del *Set Point*, en el peso ideal, es tan sólo una forma de explicar el rango de peso en el que las personas, con la misma estatura, pueden mantenerse adecuada y sanamente. Es decir, no todas las personas con la misma estatura se mantendrán en un mismo peso como resultado de una alimentación sana y un régimen de ejercicio suficiente.

El metabolismo actúa como un regulador para mantener el equilibrio en el organismo

El cuerpo actúa de tal forma que trata de mantener su peso dentro de un rango y lo va a defender fuertemente alterando su metabolismo y el nivel de hambre si es amenazado. Si hay una ganancia de peso, intentará aumentar su metabolismo para *quemar más calorías* y disminuir el hambre para reducir la ingesta. Si por el contrario hay una pérdida de peso, entonces intentará disminuir el metabolismo para *quemar menos calorías* e incrementar el hambre para comer más y entonces recuperarlo. Esto significa que actúa como un *termostato* para equilibrar al organismo.

Por ello, será más fácil perder peso cuando se ha ganado mucho o ganar cuando se ha perdido. El peso puede mantenerse dentro de un rango con límites superiores e inferiores, y estos límites varían de una persona a otra. Si el peso o *Set Point* de una persona se encuentra en el límite superior de un rango de peso sano, pero él o ella desean estar en un peso inferior, entonces tendrá que luchar eternamente con su balance calórico. Como resultado, el cuerpo mandará fuertes señales de hambre y disminuirá su metabolismo para intentar recuperar el peso perdido.

A pesar de la existencia de esta teoría, consideramos que hay muchas personas obesas o demasiado delgadas, no tanto por causas genéticas sino por motivos primordialmente psicológicos o emocionales, porque ya no identifican o respetan episodios de hambre y saciedad; comer o restringirse lo utilizan para manejar las tensiones emocionales.

Se trata de individuos que de forma constante tienen un metabolismo acelerado o lento con el que intentan regresar a su *Set Point* o rango de peso biológicamente adecuado. Una persona anoréxica, que padece un trastorno de conducta alimentaria (TCA), tendrá un metabolismo lento porque su cuerpo trata de reponer el peso perdido quemando menos calorías y posiblemente una persona obesa con trastorno por atracón tendrá un metabolismo acelerado para tratar de quemar más calorías y regresar al *Set Point*.

Si el problema emocional no está resuelto, la conducta alimentaria no cambiará, y a pesar del esfuerzo del cuerpo por regresar al peso ideal, no se logrará ningún cambio. Se perderá peso la primera vez y se ganará la segunda.

7. Composición corporal y metabolismo

Medidas de referencia. Básicamente se dice que nuestro cuerpo es la suma de dos componentes:

- *Masa grasa (MG).* Se refiere a toda la grasa (lípidos) que se encuentra en nuestro organismo.
- *Masa libre de grasa.* Suma de todo lo que no tiene grasa, como el agua, la proteína y los nutrimentos inorgánicos también conocidos como minerales.

Hay que tener cuidado de no confundir el tejido adiposo con la masa grasa. Muchas veces se manejan como sinónimos, sin embargo, esto sería cierto si el tejido adiposo estuviera constituido 100% de lípidos. Pero no es así, ya que en promedio el tejido adiposo tiene 83% de lípidos, 2% de proteína y de 15 a 20% de agua, por lo que se recomienda utilizar el término "masa grasa".

Diferencia entre masa grasa y tejido adiposo

Antropometría. Parte de la antropología que estudia las proporciones y medidas del cuerpo humano. Las mediciones corporales más frecuentes para evaluar el estado de nutrición son: *1)* peso; *2)* estatura; *3)* perímetros corporales (también llamados circunferencias) del abdomen, brazo, cintura, cadera, muslo, muñeca y cabeza (en el caso de los menores de tres años); *4)* panículos, hay varios sitios de medición de la masa grasa: tricipital, bicipital, subescapular, suprailiaco, pectoral, del muslo, pantorrilla, abdominal y midaxilar.

La medición corporal sirve para evaluar el estado nutricional

Índice de masa corporal (IMC). Esta cifra sirve para relacionar el peso con la estatura. Se comienza a medir a partir de los dos años de edad y se obtiene con la siguiente fórmula:

$$\text{IMC} = \frac{\text{peso}}{(\text{estatura})^2}$$

Así, una persona que mide 1.82 m y pesa 78 kilos, tendrá un IMC de:

$$\text{IMC} = \frac{78}{(1.82)^2} = 23.55 \ \text{IMC}$$

Con 83 kg estaría en sobrepeso = 25.05 IMC
Con 61 kg estaría en desnutrición = 18.41 IMC

Una vez obtenido el valor es necesario interpretarlo. Los valores recomendados varían según la edad de la persona. Para los adultos mayores de 18 años se utiliza el siguiente cuadro:

Qué nos indica el índice de masa corporal

Cuadro 1. Interpretación de IMC para adultos

Clasificación	Valores
Bajo peso	< 18.5
Normal	18.5 - 24.9
Sobrepeso	25 - 29.9
Obesidad I	30 - 34.9
Obesidad II	35 - 40
Obesidad III	> 40

Fuente: Organización Mundial de la Salud, 2011.

El IMC en los niños

En el caso de niñas y niños de 2 a 18 años el IMC se interpreta de manera diferente, porque a esa edad continúan en crecimiento. Para esto existen gráficas porcentuales para el IMC, una para niños y otra para niñas. Son muy sencillas, lo único que tiene que hacerse es obtener el IMC con la misma fórmula que para los adultos:

$$IMC = \frac{peso}{(estatura)^2}$$

Para consultar las gráficas de IMC en niñas y niños, se recomienda que la persona se encuentre lo más cercana al percentil 50 (curva que tiene el número 50); esto quiere decir que el 50% de la población de esa edad y género tienen un IMC menor y el 50% tienen un IMC mayor. Si cae en el percentil 25 quiere decir que el 25% de la población tiene un IMC menor y el 75% un IMC mayor, etcétera. La interpretación se hace de la siguiente manera:

Cuadro 2. Interpretación de IMC para personas de 2 a 18 años de edad

Clasificación	Valores
Bajo peso	IMC para la edad menor al percentil 5
Normal	IMC mayor al percentil 5 y menor al percentil 85
Sobrepeso	IMC para la edad mayor al percentil 85 y menor al percentil 95
Obesidad	IMC igual o mayor al percentil 95

Fuente: Centro para el Control de enfermedades/Centro Nacional para Estadísticas sobre Salud (CDC/NCHS, por sus siglas en inglés).

Se ha detectado que el IMC está correlacionado de manera directa con el porcentaje de grasa de la persona, esto quiere decir que a mayor IMC, un individuo tendrá mayor porcentaje de masa grasa. Sin embargo, como en todo, hay excepciones y un ejemplo son los deportistas. Debido a la gran cantidad de masa muscular que tienen, presentan un peso elevado que puede ocasionar que su IMC se encuentre por encima de los valores considerados normales, sin que tengan los efectos negativos del sobrepeso u obesidad.

Circunferencia abdominal. Se ha visto que cuando se acumula la grasa en la región abdominal al nivel de la cintura, aumenta el riesgo de desarrollar enfermedades crónicas. Para determinar la acumulación de masa grasa intraabdominal se utiliza el valor de la circunferencia abdominal. Existen varios sitios para tomar la medida de la cintura. Uno de los más utilizados es el perímetro entre la cresta iliaca y la última costilla inferior.

Correlación entre IMC y porcentaje de grasa en una persona

A mayor circunferencia, mayor riesgo

Figura 1. Cómo medir la circunferencia abdominal

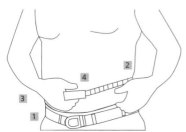

1. Retire la camisa y afloje el cinturón.

2. Coloque la cinta entre la parte alta del hueso de la cadera y la parte baja de la caja torácica.

3. Cuando tome las medidas, el abdomen debe estar relajado; exhale.

4. Anote las medidas.

Una vez obtenida la medición es necesario interpretarla de acuerdo con el cuadro 3.

Cuadro 3. Circunferencia abdominal

	Normal	Riesgo alto	Riesgo muy alto
Hombres	Menor a 94 cm	94 cm - 102 cm	Mayor a 102 cm
Mujeres	Menor a 80 cm	80 cm - 88 cm	Mayor a 88 cm

Fuente: Organización Panamericana de la Salud, 2008.

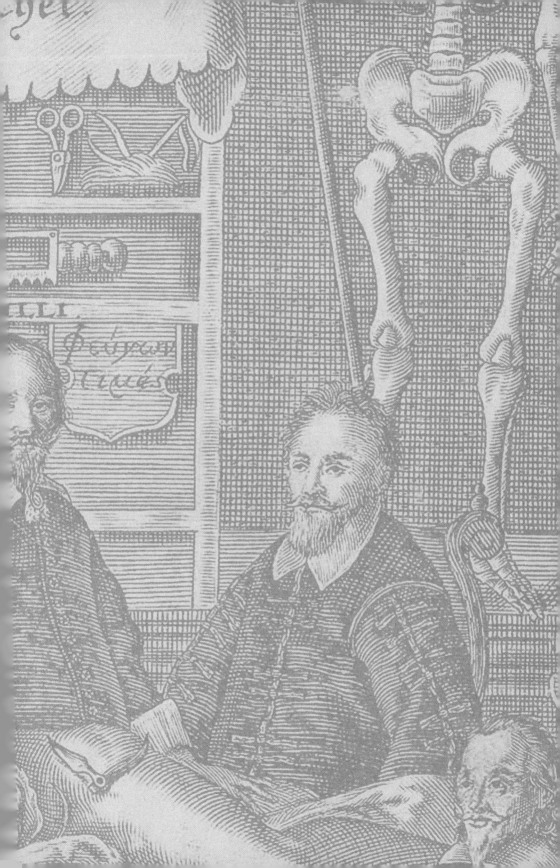

8. Plato del bien comer

La alimentación saludable en México tiene un modelo fácil de entender, se llama Plato del bien comer (2005).

Este esquema representa las proporciones adecuadas que deben consumirse en cada comida y en él se clasifican los alimentos en 3 grupos: *1)* frutas y verduras; *2)* cereales; *3)* leguminosas y alimentos de origen animal.

Figura 2. Plato del bien comer

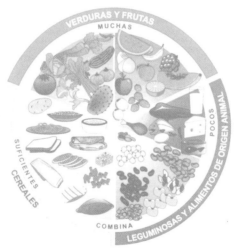

Deben consumirse los tres grupos de alimentos en cada comida

Fuente: Secretaría de Salud, 2005.

No hay un grupo que sea más importante que otro. Deben variarse las opciones para cada uno.

1) *Frutas y verduras.* La tercera parte de la ingesta de cada comida debe componerse de este grupo vegetal. Consuma muchas y variadas.

2) *Cereales.* Consuma suficientes y combinados. De preferencia integrales como avena, arroz integral, grano de maíz o sus derivados, como tortilla de maíz, pan integral o harinas integrales. Evite la ingesta cotidiana de harinas refinadas o harinas con azúcares y grasas, como galletas, dulces, postres, pan dulce o productos de repostería. Combine cereales y leguminosas (haba, frijol, lenteja y garbanzo) para obtener una proteína vegetal de buena calidad.

3) *Leguminosas y alimentos de origen animal.* Consuma pocos. Aquí se encuentra el cacahuate y las nueces. Prefiera pescado, pollo sin piel y carne roja magra.

Grupos y raciones de alimento.

Los alimentos se agrupan de acuerdo con la cantidad de nutrimentos que tienen, formando así tres grupos básicos y dos accesorios. Estos grupos son:

La función de los cereales en la alimentación

1) *Cereales y tubérculos.* En este conjunto se encuentran todos los cereales, como maíz, arroz, trigo, avena y sus derivados: tortilla, pan, pasta, harinas, etcétera. Así como los tubérculos: papa, camote y yuca. La principal función de este grupo es proveer al organismo de una adecuada fuente de energía, algunas vitaminas y nutrimentos inorgánicos. Forma la base de la pirámide e incluye todo tipo de alimentos que nos aportan energía. Los productos de mejor calidad en este grupo son aquéllos que provienen de granos enteros no refinados y sin grasas adicionales, es decir, los *integrales*. Algunos productos que aparecen en este grupo, como los de repostería, galletas, tamales, etcétera, no son tan recomendables, pues están hechos a base de harinas blancas refinadas y tienen demasiada grasa adicionada. Alimentos muy recomendables de este grupo son: pastas, arroz y pan integral, avena y cereales integrales, productos de nixtamal, como la tortilla, etcétera. Es un grupo que al igual que los demás debe incluirse en todas las comidas en cantidades abundantes.

Para qué consumir frutas y verduras

2) *Frutas y verduras.* Su principal función es aportar vitaminas, pero también nos dan fibra y ciertos minerales. Algunas de estas vitaminas actúan como antioxidantes y fitonutrientes que previenen algunos tipos de cáncer. Se recomienda incluir dos raciones de este grupo en cada comida y tener elecciones variadas.

Principales fuentes de proteínas

3) *Alimentos de origen animal y leguminosas.* Se agrupan así porque son la principal fuente de proteína de la alimentación. También aportan minerales, como hierro, zinc, calcio, magnesio y otras vitaminas. Entre los alimentos de origen animal están: la carne de res, el

cerdo, el pollo, el pescado, la leche, el queso, el yogurt, los insectos y los gusanos; entre otras leguminosas está: el frijol, la soya, el garbanzo, la lenteja, la haba y la alubia. Las proteínas que aportan las leguminosas no igualan la calidad de las proteínas de origen animal, pero combinadas con cereales, como maíz, trigo o arroz, mejoran sustancialmente. Las leguminosas nos dan fibra soluble y vitamina E.

4) Lácteos. Primordiales para el aporte de calcio; después de los tres años de edad y a lo largo de la vida se sugiere tomar leche baja en grasa.

Calcio

5) Grasas. Grupo que debe incluirse en menor cantidad en la alimentación. Está conformado por: manteca, mantequilla, margarina, aceites y azúcares, como la cajeta, la mermelada, la miel y el azúcar. Se convierte en un accesorio porque no debe predominar en cada comida, sino utilizarse para mejorar el sabor o para acompañar ciertos platillos.

El efecto de la mala alimentación no es inmediato, sino que se presenta a largo plazo, por eso puede pasar desapercibido hasta que se convierte en un padecimiento. "Es un proceso acumulativo en el que las deficiencias, los excesos y el desequilibrio son dañinos". Cuando los malos hábitos se observan en un niño o adolescente, ellos pueden verlo como una preocupación ajena, lejana y propia del adulto; sin embargo, en individuos en estos rangos de edad se recomienda a los padres que sea el médico quien tome el problema en sus manos. También es importante que los horarios de alimentación sean razxonables y se eviten espacios prolongados de ayuno entre las comidas para no someter al cuerpo a estrés. La consecuencia más negativa de una alimentación desordenada, excesiva y mal integrada es el sobrepeso, la obesidad y sus efectos: las enfermedades crónicas no transmisibles (ECNT).

Los malos hábitos alimenticios deben atenderse desde edades tempranas

9. Moverse mejora la vida y el metabolismo

Gran número de estudios clínicos refuerzan la tesis de asociar el ejercicio con la alimentación correcta y multiplicar sus efectos positivos (Hannukainen *et al.*, 2007; Warburton *et al.*, 2006). Igualmente tenemos datos nacionales de la baja actividad física de los mexicanos, responsable de muchos problemas de salud.

Una combinación positiva

Ejercicio. El sedentarismo (falta de actividad física mínima) es una de las principales causas de enfermedad, muerte y discapacidad en el mundo. De acuerdo con el Informe Mundial de Salud 2002 de la Organización Mundial de la Salud se reporta que cerca de dos millones de decesos son atribuibles a la inactividad física; el sedentarismo ocupa el lugar siete en la lista total.

El ejercicio restaura la función de órganos, músculos, huesos y articulaciones

La capacidad del ejercicio para restaurar la función de órganos, músculos, articulaciones y huesos no la poseen los fármacos ni la cirugía. Paradójicamente, la práctica médica convencional favorece el reposo y la inactividad durante la recuperación de las enfermedades, pero ante el nuevo perfil de padecimientos es necesario que en la práctica médica se promueva la actividad física de forma permanente, independientemente del motivo de la consulta.

En México, las encuestas realizadas arrojan niveles similares de insuficiente actividad física; entre 65 y 80% de la población no realiza actividad física suficiente, similar a los resultados de otros países. Dicha actividad es fundamental para mejorar la salud física y mental de las personas, que en conjunto pueden apoyar la supresión del tabaquismo y el consumo desmedido de alcohol, para así reducir la mortalidad provocada por las enfermedades crónicas, que son las primeras causas de muerte en nuestro país y en el mundo.

En general, pensamos que para ser activo hay que ponerse ropa deportiva, pero sólo es necesario ponerse ropa cómoda. La actividad física se define como cualquier movimiento corporal producido por el sistema músculo esquelético que da como resultado el gasto de energía. El ejercicio, como una categoría de actividad física, puede ser aeróbico o anaeróbico, isométrico o isotónico, y cuando tiene carácter competitivo se considera un deporte.

Estudios e investigaciones realizadas durante los últimos años nos demuestran que una insuficiente actividad física (menos de 30 minutos diarios de intensidad leve a moderada, como caminar con vigor) es un factor de riesgo muy importante para la obesidad, las enfermedades cardiovasculares, la diabetes, el cáncer de colon y de mama, y para el bienestar general. Por los múltiples beneficios que otorga en el ámbito sistémico y sobre todo cardiovascular y metabólico, bien dosificado y supervisado, el ejercicio es fundamental en la medicina preventiva, terapéutica y de rehabilitación, además de coadyuvar a que los adultos mayores tengan más independencia y con ello puedan mejorar su calidad de vida al disminuir y prevenir algunas discapacidades.

Otros beneficios

Beneficios. El corazón y los pulmones trabajan mejor. Crecemos y nos desarrollamos más. Se fortalecen los huesos. Se duerme bien y se tiene mejor humor. Ayuda a prevenir y controlar la diabetes y la presión arterial alta. Se eleva la autoestima. Uno luce mejor. Nos hace sentir bien.

Consideraciones para iniciar una rutina de ejercicio

Indumentaria. Lo primero y más importante es decidirse e iniciar poco a poco hasta acumular 30 minutos de tiempo promedio, que puede ser en periodos de 5, 10 o 15 minutos por la mañana, por la tarde o en la noche, y de preferencia en los mismos horarios. Usar un par de tenis ligeros con buen soporte. Ponerse ropa cómoda de acuerdo con el clima. Escoger un lugar seguro. Hacerlo progresivamente e irse deteniendo poco a poco si hay cansancio. Permanecer erguido y no inclinarse demasiado para no entorpecer la respiración. Caminar sobre pasto, tierra o en una pista. Beber agua simple potable o hervida al tiempo, durante y después de caminar. No usar ropa o fajas de goma o plástico. No aumentar la distancia de manera brusca, es mejor hacerlo poco a poco. No realizar ejercicio si se está enfermo. Acudir al médico si llega a presentarse molestia al caminar y en este caso disminuir la velocidad poco a poco. Antes de comenzar, deben realizarse ejercicios de calentamiento y al final los de estiramiento.

Para no correr riesgos. Durante la caminata es importante detectar a qué ritmo está trabajando el corazón. Siempre consulte a su médico para que le dé indicaciones especiales si padece alguna enfermedad.

El ritmo del corazón. Se puede conocer si se toma el pulso de la siguiente manera: contar las pulsaciones durante 15 segundos poniendo dos dedos sobre la muñeca izquierda, hasta localizar el lugar en donde uno registra el pulso. La cantidad obtenida de pulsaciones se multiplica por 4. En las primeras semanas de actividad física, durante la caminata el pulso, de acuerdo con la edad, no debe ser menor ni mayor a lo que se señala en el cuadro 4.

Cuadro 4. El ritmo del corazón

Pulso	Edades											
	13-15	16-20	21-25	26-29	30-34	35-39	40-44	45-50	51-55	56-60	61-65	66-70
Mínimo	124	120	118	114	112	110	106	104				
Máximo	164	160	158	154	148	144	140	136	116	112	108	104

Calentamiento. Para cubrir esta fase póngase de pie y con una separación entre ambas piernas, que le permita mantener el equilibrio, realice 10 veces cada uno de los siguientes movimientos:

> Antes de iniciar cualquier ejercicio se recomienda realizar un calentamiento muscular

1. *Movimientos de cabeza:* muévala al frente y atrás. Gírela a la derecha y a la izquierda. Recuéstela en los hombros, alternando derecha e izquierda.

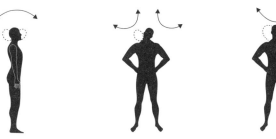

2. *Movimientos de hombros:* súbalos y bájelos. Muévalos hacia adelante y hacia atrás, alternando.

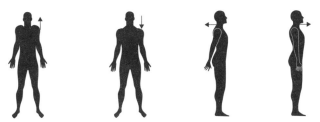

3. *Movimientos de brazos:* muévalos como si estuviera corriendo. Elévelos al frente hasta la altura de la cara y regréselos a la posición original. Elévelos lateralmente hasta la altura de los hombros y regréselos a la posición original. Elévelos al frente hasta arriba de la cabeza y bájelos en forma lateral. Elévelos lateralmente hasta arriba de la cabeza y bájelos por el frente.

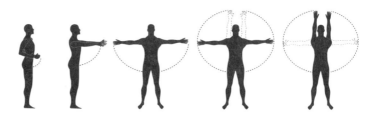

4. *Flexiones del tronco y la cintura:* con las manos en la cintura, flexione el tronco hacia la derecha y vuélvalo a la posición central; haga lo mismo hacia la izquierda. Con las manos en la cintura, flexione el tronco al frente y luego llévelo hacia atrás, volviendo a la posición central. Con los brazos extendidos a los lados, flexione el tronco hacia la derecha y vuélvalo a la posición central; haga lo mismo hacia la izquierda. Con los brazos extendidos hacia arriba, flexione el tronco al frente y luego llévelo hacia atrás, volviendo a la posición central.

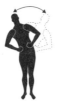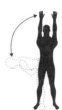

5. *Movimientos de piernas:* eleve las rodillas al frente, alternándolas. Balancee sus piernas al frente y atrás, alternándolas. Eleve sus piernas lateralmente, alejándolas y acercándolas, no importa que se cruce con su pie de apoyo, alternando cada una. Eleve sus piernas hacia atrás, alternándolas.

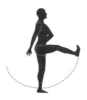

6. *Movimientos de pies:* camine normalmente durante un minuto. Camine apoyándose sobre la punta de los pies. Camine apoyándose sobre los talones. Camine alternando el apoyo sobre la punta y los talones.

Cuadro 5. Distancia a caminar y trotar (5 días a la semana)

		Minutos	Metros
13 a 19 años	(1)	25	3 500
		28	3 800
		30*	4 000
		28-30**	4 000
20 a 29 años	(1)	24	3 000
		28-30	3 300
		25-27*	3 500
		23-25**	3 500
30 a 50 años	(1)	20	1 000
		20	1 500
		20	2 000
		25	2 500
		30	3 000
51 a 60 años	(1)	15-20	800-1 000
		20-25	1 100-1 500
		25-30	1 600-2 000
		25-30	2 100-2 500
		30-35	2 600-3 000
		35-40	3 100-3 500
61 a 70 años	(1)	20-25	800-1 000
		25-30	1 100-1 500
		30-35	1 600-2 000
		30-35	2 100-2 500
		35-40	2 600-3 000
		40-45	3 100-3 500

*Caminar y trotar **Trotar y caminar. (1) Inicie por este nivel y vaya ascendiendo de acuerdo con su condición física, permaneciendo un mínimo de 2 semanas en cada uno. Las siguientes cantidades son para calcular la distancia a recorrer: 250 m = 385 pasos; 500 m =770 pasos; 1 000 m = 1 540 pasos.

Caminar
es un hábito
que trae
beneficios
para toda
la vida

Podríamos decir que cinco mil pasos por día es muy buen objetivo y 10 mil pasos sería lo óptimo a alcanzar a largo plazo. El podómetro, ese pequeño instrumento que cuenta los pasos, puede ser de mucha ayuda para el cambio de hábito y un refuerzo del mismo. Se debe empezar con 2 mil pasos cuando uno no tiene el hábito, ¡es increíble! Porque caminar es realmente un gran ejercicio y una rutina para toda la vida, que tonifica y prepara las piernas que nos sostendrán en la vejez.

Si tiene alguna enfermedad crónica no transmisible como diabetes, hipertensión arterial o hipercolesterolemia, y su médico no le ha prohibido el ejercicio, consúltelo con él, porque toda persona es candidata a la actividad física. Estos puntos pueden serle muy útiles: es necesario llevar una vida activa porque favorece el control de la diabetes y de otras enfermedades, como la presión arterial alta, además de ser útil para mejorar la salud en general.

Vida activa. Realice quehaceres domésticos, como pintar, arreglar muebles, sembrar o cultivar un pequeño huerto familiar. Aproveche, cuando sea posible, los momentos en que ve la televisión para hacer una pequeña rutina de ejercicio. Busque siempre la ocasión para caminar. Aprenda a disfrutar el ejercicio o la práctica ligera de un deporte, como jugar un poco de básquetbol, voleibol, futbol o pasear en bicicleta. Juegue activamente con los hijos, los nietos o los amigos. Aprenda a descansar haciendo cosas.

Si tiene algún
padecimiento,
antes de iniciar,
consulte a su
médico

Precauciones. Al igual que en todas las actividades humanas es necesario tener precauciones al hacer ejercicio. Es importante evitar lesiones o entrar en descontrol al iniciar la práctica rutinaria del ejercicio. Antes de cualquier ejercicio solicite el consejo de su médico y siga las recomendaciones de su grupo de ayuda mutua, si es que lo tiene. Las precauciones son más importantes cuando no se ha tenido un control adecuado durante varios años, y si padece cualquier enfermedad o secuelas como *pie diabético* es indispensable solicitar asesoría a su médico.

Cuando se practica ejercicio de forma cotidiana, deben observarse tres fases fundamentales en cada ocasión:

1. *Calentamiento.* Fase inicial de movimientos que le permitirá preparar sus músculos y articulaciones, así como elevar paulatinamente la temperatura y el ritmo cardíaco.
2. *Actividad principal.* Serie de ejercicios o actividad física cuya duración, frecuencia e intensidad debe estar adecuada a su condición general de salud, y que le llevará a mejorar el funcionamiento del organismo en general y de su corazón en particular.

3. *Enfriamiento.* Etapa final que le permitirá reducir paulatinamente la actividad principal y normalizar el funcionamiento de su organismo. Una vez realizada la actividad principal durante el tiempo programado es importante que vaya disminuyendo poco a poco la intensidad de los ejercicios durante otros cinco minutos, hasta que su respiración se normalice.

Disminuya paulatinamente la intensidad del ejercicio que realice

10. *Entender-se* y la conducta alimentaria

Podemos entender la *conducta alimentaria* como uno de los principales modelos reguladores bio-psico-familiares (BPF) del ser humano, presente desde los primeros minutos de vida del bebé. Basta recordar el llanto de un recién nacido para saber que el hambre *duele*, que el aviso del cuerpo es violento, no perdona ni permite que se distraiga, tampoco a los que lo reciben y acompañan. A través del hambre, el recién nacido vive por primera vez la *tensión interna*, fuerte experiencia para un nuevo organismo que apenas inicia los registros de sensaciones. Junto con la grave sensación dolorosa, inquietante, que altera todo equilibrio, el lactante descubrirá, gracias a su madre o al responsable de sus cuidados tempranos, que al comer desaparece la tensión y llega la calma, y la *conducta alimentaria* propiciará un estado placentero.

Cómo entender la conducta alimentaria

Este registro genera un cambio importante en el desarrollo del recién nacido al descubrir que una conducta, la alimentaria, elimina la tensión. Desde esos momentos tempranos hasta el último día de nuestra vida, la conducta alimentaria tendrá un rol predominante en nuestra existencia, señalando a la alimentación como toda esa plataforma de relación que forma parte indisoluble de la vida y de la muerte, muy particularmente del mexicano (Barriguete *et al.*, 2004). La conducta alimentaria será la fiel compañera de todo momento de tensión y saldrá al rescate siempre, ya sea que se trate de una tensión física, como el hambre, o incluso una emocional. Sobre todo, si no podemos diferenciar el origen de la tensión entre ambas, buscaremos *comer* para que ésta se termine. Grave problema y más delicada solución.

La conquista del hambre incluye un planteamiento histórico que mencionamos anteriormente, porque implica vencer esa gran amenaza milenaria de la raza humana. De esta manera se inicia un fino registro corporal, nos referimos al *hambre-saciedad*, que sin lugar a dudas tiene en la lactancia su canal natural, porque le permite al lactante aprender a comer y dejar de hacerlo cuando ha satisfecho su apetito. Todo ello en medio de un acto perfecto y amoroso entre la mamá y el bebé, hecho que no pueden sustituir los biberones prescritos por el más sabio de los pediatras; éste es uno de los principales factores para promover la lactancia.

El binomio *hambre-saciedad*

De manera complementaria, el lactante irá descubriendo la emoción de ser querido, mimado y arrullado, asimismo descubrirá

Relación entre el
hambre-saciedad
y las emociones

que se tranquiliza con la ayuda de otro. Los expertos del apego enfatizarían la importancia del *apego seguro*. Asociado al descubrimiento de la tranquilidad como resultado de haber vencido la tensión interna (hambre), a los dos meses de edad se inicia el registro de las emociones, la sensación de ser querido y el primer registro de sí mismo.

A partir de ahí, el bebé irá distinguiendo cuándo la tensión interna se debe a una necesidad física o emocional, o a una situación externa. No sólo registrará si necesita comer o necesita del otro, sino que con frecuencia podrá aplazar la necesidad de comer y mejor disfrutar la compañía y cariño del otro (mamá y papá), como una relación temprana crucial (Barriguete *et al.*, 2002).

Además, la conducta alimentaria está asociada estrechamente con los mecanismos de control de peso corporal (Alemany, 2003) en la regulación de la ingesta; con el control del depósito y eliminación de grasa, y con la termogénesis, así como con la actividad física y el ejercicio. La conducta alimentaria también es canal de resonancia de la propuesta social y cultural y de su participación en ellas (Barriguete *et al.*, 2003a; Barriguete *et al.*, 2003b; Barriguete *et al.*, 1998).

Sin lugar a dudas, la figura materna o del encargado de los cuidados tempranos será fundamental como vaso comunicante capaz de buscar el equilibrio entre tensión, alimentación y relación. La insistencia en adoptar la lactancia materna única, durante los primeros seis meses de vida, se debe a que, además de alimentarnos y relacionarnos en armonía, nos *empodera* para tener equilibrio apoyándonos en la red bio-psico-familiar.

La conducta alimentaria contará con dos pilares: el registro de hambre y saciedad, y el de las emociones y los afectos durante la vida. Recordemos que la madre no sólo acompaña al lactante, sino que incluso se adelanta a sus necesidades para su protección; es frecuente escuchar a una mamá decir: "No tarda en despertarse con hambre", y dicho y hecho, aparece el llanto revelador. Sabemos que una mamá que está inquieta, deprimida o muy angustiada estará demasiado preocupada de los cuidados tempranos que necesita el lactante, y la alimentación es el primero de estos procesos. Con frecuencia encontramos que las madres emocionalmente inestables tienen dificultad para sintonizarse con las necesidades del pequeño, de manera que pueden presentarse actitudes de devoción o molestia exageradas que con frecuencia se reflejan en la conducta alimentaria, cuando la alimentación no gira en torno al eje del bebé, sino solamente en torno a la madre. Cuando comienza la organización familiar es importante darle mucha atención a este aspecto, los padres deben estar atentos de que exista demasiada preocupación o se observen conductas raras asociadas a la alimentación del bebé, y comentarlo con el pediatra o médico familiar.

Es totalmente cierto que a nadie le enseñan a ser madre o padre, y progresivamente irá desarrollándose el proceso de parentesco o parentalidad (Solís-Pontón, 2004), la relación, las pautas de conducta, las modalidades de apego y la dependencia.

La conducta alimentaria también irá constituyéndose como una forma básica para el manejo de la tensión, que en un inicio el bebé asocia con el hambre, la inquietud, la molestia o el dolor que proviene de su interior. Es por eso que incluso se habla de que la alimentación, desde los momentos tempranos del desarrollo, se acerca a un modelo para manejar el estrés. La conducta alimentaria también estará asociada estrechamente con los mecanismos de control de peso corporal; con la regulación de la ingesta; con cuánto y cuándo comemos; con el control del depósito y la eliminación de grasa; con el control de la temperatura en el cuerpo, y con la actividad física y el ejercicio.

La relación entre la conducta alimentaria y la tensión

Por ejemplo, la gran fuerza de la afamada *dieta mediterránea*, alta en productos con Omega 3, es que todos comen juntos, varias veces a la semana y comparten estos tiempos para disfrutar y platicar ampliamente. Por ello, frente a lo anterior, es de interés para todos el nuevo entendimiento de la conducta alimentaria y los trastornos asociados a ésta: anorexia nerviosa, bulimia nerviosa, los llamados trastornos de la alimentación no especificados y el trastorno por atracón, la obesidad, la desnutrición, etcétera.

Si queremos prevenir problemas, centrarnos en la conducta alimentaria nos permite identificar y trabajar con las conductas de riesgo alimentario, como el sobrepeso y la obesidad, entre otras situaciones personales que tienen lazos emocionales y de conducta que no son evidentes y por eso plantean dificultades.

Comer como respuesta a las emociones

No obstante, la conducta alimentaria también puede ser nuestra peor enemiga, sobre todo cuando nos limita para poder identificar lo básico: el hambre y la saciedad. Cuando eso ocurre, en nuestro cuerpo se quebranta el principio de equilibrio, como lo observamos en la *restricción*, así como en nuestros sentimientos, lo que nos lleva a que comamos de más como una forma de respuesta emocional, en lugar de sentir, hablar o buscar resolver nuestros conflictos, colocándonos frente a problemas serios de alimentación que, por lo regular, siempre están asociados a factores emocionales. De manera que se irá configurando una gran enemiga que crecerá rápidamente sin pedir permiso, se adueñará de todo y limitará nuestra espontaneidad, a cambio del control de toda acción: obsesión por la comida, terror por el peso, descontrol ante el cuerpo, alteración en la manera de percibirnos, negación de toda sensación, es decir, una gran bola de nieve que crece y crece, y nos llevará muchos años deshacer. Por eso es importante estar alerta para no permitir que se vuelva nuestra enemiga y nos encontremos frente a serios problemas que se reflejarán en un peso patógeno.

Esta bola de nieve la identificamos cuando se desconecta el registro de nuestras emociones y dejamos de sentir, entonces ya no priorizamos nuestros registros para, en total congruencia con la realidad personal, la de los sentidos, decir: "Como me siento, me veo". Si uno se siente mal, se ve mal; si me siento triste, me veo triste, etcétera. Esto implica la temporalidad y parcialidad del bienestar y en consecuencia la urgente necesidad del retorno hacia uno mismo. La bola de nieve nos la facilita la publicidad cuando nos promete lo imposible, *como te ves, te sientes*, premisa que promueve el consumo y nos aleja de nuestra parte interior y única, incluso del contacto familiar. Además, fomenta perfiles ideales de origen sajón u occidental, que son completamente ajenos a nosotros.

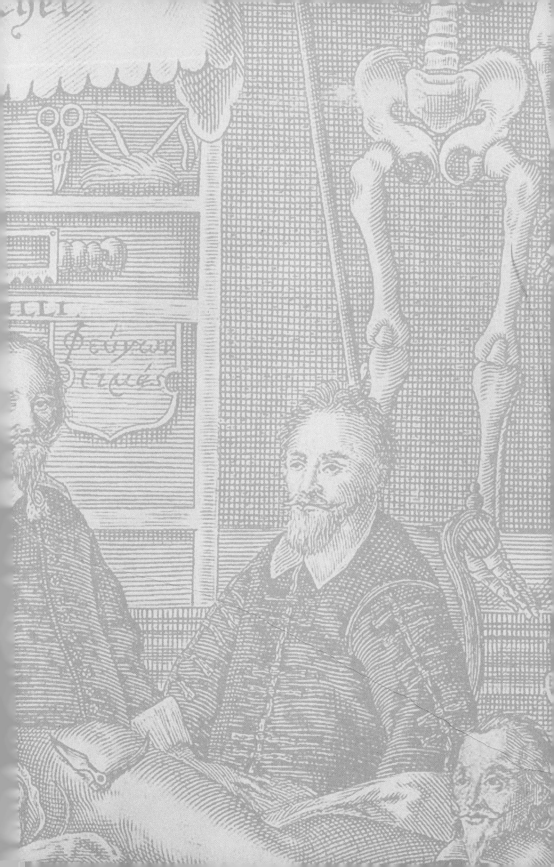

11. Termómetros naturales y factores de protección: hambre-saciedad, registro de las emociones y sed-hidratación

Todos tenemos una aliada de por vida. Si la conocemos bien y la escuchamos podemos evitar problemas de peso o incluso protegernos contra los trastornos de la alimentación. Nos han hablado tan poco de ella, que por consiguiente no hemos desarrollado la capacidad de observación sobre nosotros mismos ni la correspondiente educación y enseñanza a nuestros hijos o alumnos. Me refiero a la conducta alimentaria. Como vimos anteriormente, ésta es una de las primeras opciones para manejar la *tensión interna* cuando nos sentimos tensos, nerviosos, preocupados o inquietos. Esta conducta se convierte en un modelo al que acudimos cuando tenemos necesidad de equilibrio. Pero cuando nos sentimos estresados y no identificamos el origen de la tensión, corremos el riesgo de comer para tranquilizarnos. Todos lo entendemos porque lo hemos hecho, más de una vez. Y lo seguiremos haciendo, si no lo registramos y buscamos las fuentes de tensión física o emocional.

Las conductas alimentarias derivadas de las emociones

La conducta alimentaria tiene dos pilares para funcionar adecuadamente y mantenernos sanos. Los registros personales que nos protegen son dos: *1)* La identificación del hambre y de la saciedad; *2)* La identificación de las emociones, es decir, ¿cómo me siento?, estoy alegre, triste, enojado, cansado, tengo miedo, etcétera. A estos dos registros que todos tenemos, les damos muy poca atención y no la importancia que se merecen.

Ingerimos alimentos para manejar la tensión

En la sociedad mexicana, por lo general, tenemos el hábito inconsciente de resolver nuestros problemas a través de la ingesta de comida, e incluso le damos gusto a nuestros seres queridos obsequiándoles alimentos con alto contenido calórico.

Hambre-saciedad

A veces los registros de hambre-saciedad y de los afectos se complican cuando los confundimos, por ejemplo, cuando en nuestra casa nos expresan amor y cariño a través de la comida, de tal manera que se complica su ubicación en nuestro registro y se trastoca el aspecto emocional con algo material. Es decir, si cuando nos portamos bien

"Si te comes
todo, te doy
postre"

nos dan un dulce, todo se complica porque la comida se convierte en el canal para decirnos cuánto nos quieren nuestros padres, abuelos o amigos, y nosotros podemos llegar a creer que querernos equivale a alimentarnos, en especial de cosas dulces. En el otro extremo, nos obligan a comernos todo sin respetar nuestro registro de hambre-saciedad.

Tanto en México como en muchos otros países en desarrollo, un ejemplo frecuente del mismo modelo de educación son los postres con alto contenido calórico, grasa y azúcar, que incluso se convierten, paradójicamente, en una recompensa, ya que se ofrecen como premio a los menores por terminar sus alimentos, diferenciándolos como disfrutables frente a las verduras o las frutas. En países europeos, como Francia, el postre es un yogur natural o alguna fruta, mientras que los pasteles o chocolates están reservados para fechas especiales y se consumen en pequeñas porciones. Ahora volvemos a descubrir el porqué de la alta prevalencia de sobrepeso y obesidad en los países latinoamericanos.

A continuación propongo un ejercicio para saber si tiene el hábito de registrar su nivel de hambre y de saciedad. Verifique las siguientes tablas. La primera es para ver cuánta hambre registra en este momento o cuando se acerque la hora de la comida. Después de comer, anote su nivel de saciedad y piense, ¿qué tan satisfecho queda después de comer?

Cuadro 6. El hábito de registrar su nivel de hambre

Hambre	Saciedad
0 Podría comer o no, mi cuerpo no me pide comida, se siente neutro en relación con comer.	0 Podría comer o no, mi cuerpo no me pide comida, se siente neutro en relación con comer.
-1 Comienzo a sentir señales de hambre.	+1 He satisfecho mi apetito, o el hambre, pero podría comer un poco más.
-2 Puedo percibir señales de hambre claras y fuertes en mi cuerpo. Se me antoja comer.	+2 Estoy totalmente satisfecho con la comida.
-3 Tengo una sensación de vacío, un hueco en el estómago; podría comer lo que sea, cualquier cosa.	+3 Me siento muy lleno, incómodo; no me cabe más comida.
-4 Me siento irritable, muy hambriento, muerto de hambre. Me siento mal físicamente.	+4 Comí demasiado, mucho más de lo que mi cuerpo acepta para estar satisfecho. No podré comer en muchas horas.

Algo que sirve para entender en mí mismo lo que es el registro de hambre y saciedad es ver el registro adecuado para un niño, un adolescente o un adulto durante el día. Explorar cuánta hambre se tiene en la mañana y cuánta saciedad, después del desayuno. Igualmente para el almuerzo, la comida, el *tente en pie* de la mañana o la tarde, y la cena.

En el siguiente cuadro presento un ejemplo del tipo de alimentación correcta, en donde se respetan los tres alimentos y los refrigerios en horarios adecuados. Del mismo modo se llega a comer con suficiente hambre, pero no demasiada, lo que podría generar comer de más y tener un malestar posterior.

Gráfica 3. Escala de hambre y saciedad
Registro de hambre (-) y saciedad (+) durante las horas del día

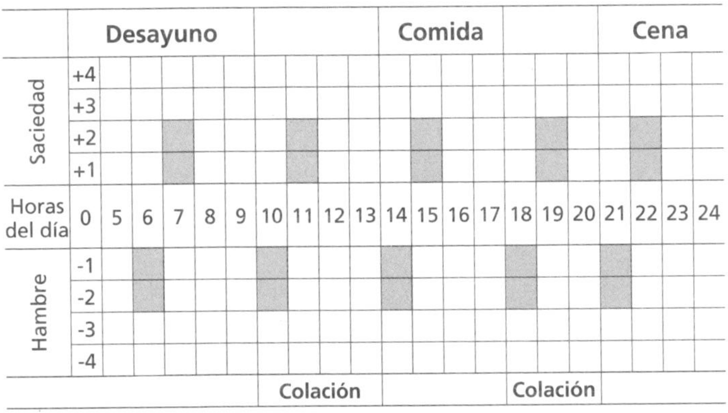

		Desayuno					Comida					Cena			

Saciedad	+4 / +3 / +2 / +1	Hambre: -1 / -2 / -3 / -4
Horas del día:	0 5 6 7 8 9 10 11 12 13 14 15 16 17 18 19 20 21 22 23 24	

Colación — Colación

Registro del nivel de hambre y saciedad durante un día

Ahora registre usted cuánta hambre y saciedad tiene durante el día. Empiece por sus comidas, incluya un ejemplo de la semana en los horarios en que las realiza y anote el nivel de hambre con el que llega a comer y el de saciedad con el que termina. Utilice la tabla de hambre-saciedad para guiarse. Incluya un ejemplo de lunes a viernes (anote con lápiz para poder usarlo varias veces) y otro para el fin de semana, sábado o domingo, porque con frecuencia son días en los que alteramos los horarios y no precisamente de manera correcta.

Vemos que siempre aparece el desayuno, el cual es una comida muy importante para poder funcionar en la escuela o en el trabajo. Es necesario insistir en ello porque es la comida que se hace con menor frecuencia, por desgracia. Después de 8 o 10 horas de sueño en las que el cuerpo sigue activo y utiliza energía, porque el sueño no lo detiene, el organismo ha estado en ayuno y necesita alimento, combustible.

Saltarse el desayuno es un factor de riesgo para el sobrepeso y la obesidad. Además, el ayuno promueve un deficiente crecimiento en niños y adolescentes, y un pobre rendimiento escolar o profesional a toda edad.

Es muy importante registrar el hambre y la saciedad porque se trata de un factor protector del crecimiento y el desarrollo, e incluso de los trastornos de la conducta alimentaria, del sobrepeso y la obesidad.

Registro de las emociones

El registro de las emociones nos ayuda a manejar las conductas alimentarias

Será básico y contundente poder identificar con freceuncia las emociones; los sentimientos con los que convivimos al despertar, al dormir, al leer, los que nos despiertan ciertas personas, situaciones, momentos, etcétera. Las emociones son un canal fluido para conocernos al instante e ir descubriéndonos durante la vida. Conocer nuestra manera de sentir es un filtro importante para entendernos y comprender nuestro rol en la vida.

Igualmente sabemos, y está documentado, que ante la tensión emocional la mente humana tiene muchas funciones importantes, entre las que destaca la función de equilibrio frente a la tensión. En los momentos de tensión emocional el funcionamiento mental busca diferentes canales para descargarla; desde repetir ideas, palabras, gestos o modelos obsesivos que nos ofrezcan control, hasta la liberación de estrés por medio de muletillas al hablar, movimiento de las manos o los pies, o hacer gestos, hasta que, al final, llega el momento de comer algo sin tener hambre, sólo con el objetivo de distraernos de la tensión. Esto es mucho más frecuente de lo que imaginamos.

Debido a un bajo registro de nuestras emociones, la búsqueda de solución a dicha tensión con frecuencia la dirigimos hacia la conducta alimentaria. ¿Quién no ha estado nervioso, triste, emocionado, contento, feliz y ha comido de más o ha dejado de comer?

Por todo esto es importante estar atento a las emociones, a lo que sentimos en el momento, para que podamos buscar una solución a la tensión que esos sentimientos pueden generarnos.

A continuación se presenta un ejercicio para estar atentos a nuestras emociones.

Guía para llevar el registro emocional

La primera tarea que ayuda a incrementar la conciencia de tus emociones es llevar un registro emocional. Escribe la emoción que hayas sentido y describe tu experiencia. Presta atención a los siguientes puntos:

Conciencia sobre las emociones

1. ¿Qué nombre le das a esa emoción? Si descubres que usas repentinamente sólo unas cuantas palabras, como frustrado o feliz, trata de encontrar más palabras referidas a emociones.
2. ¿Tienes sensaciones corporales que acompañan la emoción? ¿Sientes tensión en el cuerpo, la mandíbula o los puños; temblor, sudas o tienes mucho calor o frío, quizá notas los latidos del corazón? Se presentan otras sensaciones, ¿cuáles son?
3. ¿Vienen pensamientos a tu mente? ¿Cuáles son esos pensamientos? ¿Se refieren al pasado, al futuro o al presente?
4. ¿Hiciste algo o sentías el deseo de hacer algo o de expresarlo? ¿Tal vez acercarte o alejarte, avanzar agresivamente o poner una determinada expresión facial?
5. ¿Qué produjo la emoción o estado de ánimo? Describe la situación. ¿Se debió a un suceso externo o interno?
6. ¿Qué información te está proporcionando la emoción? ¿Te dice algo acerca de ti mismo, te dice algo acerca de una relación, algo relacionado con tus progresos en la consecución de una meta?
7. Reflexiona acerca de tu respuesta emocional a la situación. Trata de darle sentido a lo que estás sintiendo. Además, intenta identificar lo que te está diciendo que decidas. ¿Deberías seguir tu sentimiento? ¿Deberías tratar de averiguar qué hay detrás de ese sentimiento? ¿Deberías tratar de ampliar tu visión para cambiar el sentimiento?

Registro
Fecha:

1. Emoción:
2. Sensaciones corporales:
3. Causas:
4. Acciones realizadas o deseadas:
5. Reflexión acerca de la respuesta emocional a la situación:

Fuente: Mareya Vivas, a partir de Greemberg.

Sugerimos hacer el ejercicio de este cuestionario para tener el hábito de registrar nuestras emociones y así poder poner especial atención a los sentimientos que nos llevan a comer de más o a comer de menos, incluyendo la pérdida de control. Todas ellas son situaciones que no propician el crecimiento y el desarrollo de las personas.

Sed-hidratación

La importancia del agua en el organismo. Factor protector. Tres cuartas partes de nuestro cuerpo están constituidas por agua, de ahí lo importante de mantenernos hidratados. La señal de sed se percibe cuando el cuerpo ya está deshidratado, por eso debe mantenerse una ingesta adecuada al día y no esperar a tener sed para beber agua.

La cantidad diaria aproximada que necesita un adulto para reponer la pérdida de líquido diaria es de aproximadamente dos litros (ocho vasos), esto se incrementa de acuerdo con el aumento en la transpiración ocasionado por cambios en la temperatura ambiental o la actividad física.

La deshidratación repercute negativamente en el rendimiento porque genera agotamiento físico y falta de concentración.

Beber café durante el día tiene un efecto diurético, por eso aquellas personas que lo hacen deberán reponer un poco más de dos litros diarios de líquidos para compensar su pérdida.

Hemos observado que algunas personas pueden confundir la señal de sed con hambre y buscan saciar ambas con refrescos o bebidas con alto contenido calórico.

Otro factor del cual debemos estar pendientes es que en las personas de mayor edad la señal de sed pierde eficacia, de tal manera que se corre el riesgo de estar deshidratado y no haberlo percibido.

Hidratación

Entender la importancia de estar hidratados conlleva a revisar las múltiples funciones vitales del agua para nuestro organismo.

Temperatura. El sudor cumple la función de equilibrar la temperatura del cuerpo, es decir, cuando aumenta la temperatura en el organismo se dispara la sudoración para eliminar el calor a través del agua liberada. Sin este sistema de enfriamiento el aumento de calor llegaría a ser peligroso para el ser humano. La deshidratación puede generar cansancio, dolor de cabeza y calambres.

Células. El agua tiene la función de transportar vitaminas, nutrimentos orgánicos e inorgánicos a las células para ser metabolizados y generar energía.

Músculos y articulaciones. El agua ayuda a su funcionamiento, pues los constituye en un alto porcentaje.

Riñones. Eliminan desechos, toxinas y nutrimentos en exceso. Con una buena hidratación se filtran gran cantidad de líquidos al día.

Piel. Una buena hidratación aporta elasticidad, suavidad y coloración a la piel, además le permite eliminar toxinas.

Cerebro. La hidratación es importante para todo el organismo y en especial para el cerebro. La baja hidratación, desde 1 o 2% del peso corporal, puede alterar las funciones cerebrales, pero si supera 2% pueden aparecer serias alteraciones, como la pérdida de memoria de corto plazo.

Corazón. Los líquidos son fundamentales para la sangre, la función cardíaca y lo relacionado con la presión arterial. La pérdida de agua en el organismo por deshidratación disminuye el gasto cardíaco, aumenta la frecuencia cardíaca y baja la presión arterial.

Aparato digestivo. El agua es un factor fundamental durante todo el proceso digestivo que inicia en la boca, con la saliva, y continúa con las secreciones que contienen enzimas y sustancias que facilitan la absorción de los nutrientes y los disuelven para poder ser absorbidos en el intestino e ingresar al torrente sanguíneo, el cual los distribuye a las células.

Mantenerse hidratados. Debemos ingerir líquido en cada uno de los alimentos, así como aprender a disfrutar y conocer el gusto del agua simple potable. Las aguas de frutas de la estación son muy sabrosas, saludables y de precio accesible; se recomienda utilizar frutas maduras de temporada y no agregar azúcar. Aprenda a identificar su sed y disfrutar los líquidos. Al comer frutas y verduras está consumiendo gran cantidad de agua. No agregue sal o azúcar. Elija la bebida de acuerdo con su actividad para cuidar su salud. Si hace ejercicio esté atento a una buena hidratación y no olvide llevar líquido al lugar de la actividad.

Sugerencia de ingestión de líquidos. En el siguiente cuadro las cantidades se refieren al líquido total que concentran las bebidas y los alimentos. En general, 80% se adquiere directamente de agua, leche, jugo, sopas, etcétera.

Sugerencia
de ingestión de
líquidos
de acuerdo
con la edad

Cuadro 7. Sugerencia de ingestión de líquidos

Edad y sexo	Litros
1 a 3 años, niños y niñas	1.1 a 1.5
4 a 8 años, niños y niñas	1.6 a 2
9 a 13 años, niños y niñas	2 a 2.7
14 a 18 años, adolescentes mujeres	2.5
14 a 18 años, adolescentes hombres	2.8
Más de 18 años, mujeres adultas	Urbano 3
Más de 18 años, mujeres adultas	Rural 3.1
Más de 18 años, hombres adultos	Urbano 3.7
Más de 18 años, hombres adultos	Rural 4

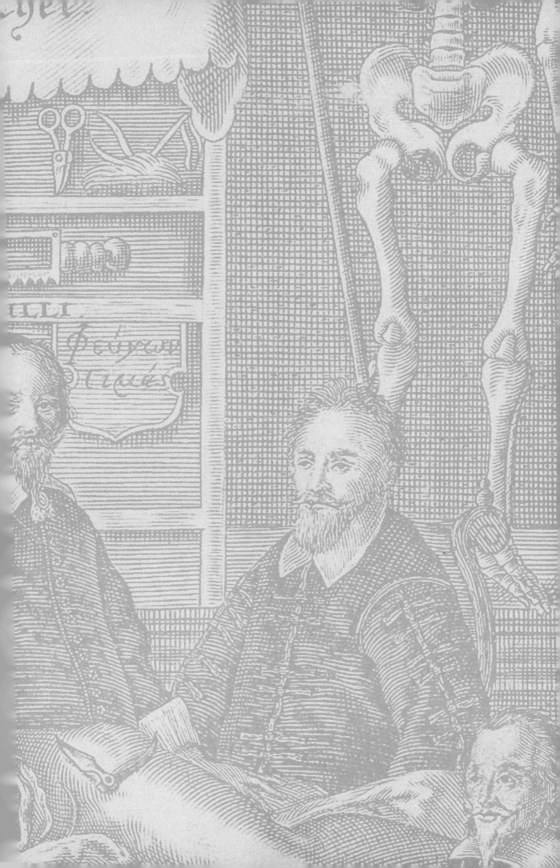

12. Los trastornos de la conducta alimentaria (TCA). Cuando la comida se vuelve una obsesión

Siempre han existido los trastornos de la alimentación, sin embargo, si somos puristas diríamos que no, porque el término de anorexia nerviosa se acuñó en 1874. En 1873 Gull describe una primera versión, pero es hasta 1959 que A. J. Stunkard definió el fenómeno de trastorno por atracón, así como Russell el de bulimia nerviosa, en 1979.

Si nos gusta la historia y leemos a Avicenne, ese famoso médico árabe, descubriremos que en los siglos XII y XIII, e incluso antes, ya había problemas de salud en mujeres jóvenes asociados a la alimentación, el peso y la figura. Además, existía una búsqueda de un estado superior mediante diferentes formas de disciplina muy ligadas a Dios para evitar tentaciones sexuales.

Algunos registros de trastornos alimenticios se remontan al siglo XII

Muchas mujeres murieron como resultado de la inanición, algunas fueron beatificadas y santificadas, como Santa Wilgefortis de Portugal, la princesa Margarita de Hungría y, una de las más famosas, Santa Catarina de Siena. Todas ellas tenían en común, junto a la abstinencia alimentaria, un sentimiento de Eucaristía, de sacrificio.

La obesidad y el sobrepeso son condiciones que siempre han existido en la humanidad, sin embargo, se convierten en enfermedad porque: 1) son resultado del desbalance entre la ingestión de energía proveniente de la comida y la energía que necesita el cuerpo; 2) el desbalance diario, en el adulto común, es de 10 kcal/día, lo que genera una ganancia de peso de 2.5 kg por década, o 10 kg durante la vida adulta; 3) es un constructo mental, como toda enfermedad.

Con el paso del tiempo se descubrió la asociación de la obesidad con problemas del sueño, como la apnea, así como su asociación con el hipotálamo. Después, los rayos X aportaron conocimientos más detallados de la composición total de grasa en el cuerpo y la obesidad abdominal. Mediante métodos químicos se determinó la función de los péptidos para el tratamiento. La leptina y sus receptores han abierto una nueva línea de interés entre el tejido graso y el cerebro. De esta manera queda claro que el tratamiento o prevención de la obesidad sólo puede suceder en la medida en que podamos trabajar en forma integral con los aspectos culturales, familiares, psicológicos y biológicos de nuestros pacientes.

La obesidad es una enfermedad en la que inciden diversos aspectos que deben tratarse de forma integral

La obesidad
y la anorexia
nerviosas
son extremos
opuestos de
los trastornos
alimenticios

Como bien señalan Bray y Gray (1988), en oposición a todas estas aportaciones positivas para el entendimiento del funcionamiento del cuerpo y su problemática, en el caso de la obesidad, cuando el término se estigmatiza en nada ayuda al paciente ni a la investigación o al clínico.

Nosotros hemos sido testigos de la evolución de ciertos cambios a lo largo de los últimos 30 años, con la fundación de la Clínica de Anorexia Nerviosa en 1986.

A mediados de los años 80, Georges Duby señaló que después de 50 años de investigar historia se dio cuenta de que sólo se había dedicado al estudio de la mitad de la humanidad; había dejado fuera a la otra mitad: las mujeres. La historia mostrada era la de los llamados hechos históricos, muy lejos y ajenos a la vida privada.

Durante muchos siglos no hubo necesidad de incluir una reflexión en torno al contraste de géneros porque las similitudes y diferencias eran pensadas por una misma lógica, la del hombre, y la mujer permanecía inmersa en los roles que se le atribuían:

> [...] a las mujeres se les representa, antes de describirlas o hablar de ellas y mucho antes de que ellas mismas hablen. Incluso es posible que la profusión de imágenes sea proporcional a su retiro afectivo; las diosas pueblan el Olimpo de ciudades sin ciudadanas; la Virgen reina en altares donde ofician los sacerdotes; Marianne encarna a la República Francesa, cuestión viril. Todo lo inunda la mujer imaginada, imaginaria, incluso fantasmal. (Yourcenar, 1988)

Cuando la mujer apareció en el plano laboral se le facilitó decidir sobre el control de su fertilidad y se abrió el acceso al trabajo intelectual. Esto representa una importante evolución y desarrollo de sus posibilidades y de su lugar en la sociedad, ganado, no cedido, y por consiguiente surgen algunas fracturas que alteran el orden cosmogónico humano que había existido durante siglos. Las libertades que modifican a la mujer y al hombre son parte de este gran cambio de roles y de entendimiento. Ya para el siglo xix la mujer tendrá que aprender a manejar hábilmente sus *pasiones* ante el surgimiento de la virtud moderna de la independencia. La mujer comenzaba a preguntarse sobre sus espacios, distancias y dimensiones, dejándolas como guardianes de la civilización, de ahí el énfasis hacia la valiosa fuente de su virtud, que ha sido reforzada socialmente y la ha atado a la cultura de la devoción, limitando de nuevo su libertad.

Aquí las cosas se complican cuando la educación se interesa en enseñar al hombre y a la mujer a controlar su pasión en las artes de la *abnegación*, incluso en la relación de pareja y en la crianza de los hijos.

En 1997 Joan Jacobs Brumberg hizo una interesante contribución al estudio histórico del *cuerpo* en su libro *El proyecto del cuerpo en las niñas americanas 1800-1994*, al considerarlo como un proyecto de la joven mujer norteamericana actual, resultado de su evolución histórica después de cambiar el corsé por el bikini, con serios problemas para el cuerpo. Cada época y generación desarrolla sus proyectos característicos y los consiguientes problemas del cuerpo. Brumberg propone que el momento histórico determina la forma de reacción ante la apariencia física. En la crisis de angustia adolescente frente al cuerpo, la propia conciencia aumenta o disminuye de acuerdo con el encuadre social y cultural de pertenencia. La revolución sexual hizo que fuera necesario lidiar con temas más fuertes en edades más tempranas. Brumberg describe todo esto a través del estudio de los diarios de niñas y jóvenes mujeres escritos desde inicios del siglo XIX hasta finales del XX.

La apariencia física se ha convertido en un proyecto de vida

En todo momento histórico es evidente que no puede hablarse del hombre sin referirse a la mujer y viceversa. Nos encontramos inmersos en un proceso histórico reciente que dificulta tener una visión clara y contundente, por lo que es interesante escuchar las palabras de una mujer. Cuando le preguntaron a Marguerite Yourcenar por qué su personaje principal en *Memorias de Adriano* no fue una mujer, ella respondió:

> La imposibilidad de tomar como figura central un personaje femenino, de convertir en eje de mi relato, por ejemplo a Plotina en lugar de Adriano. La vida de las mujeres está demasiado limitada o es demasiado secreta. Si una mujer habla de sí misma, el primer reproche que se le hará será que ha dejado de ser mujer. Ya es bastante difícil poner alguna verdad en boca de un hombre.

La igualdad de derechos en la mujer es muy reciente y ha abierto posibilidades y a la vez responsabilidades. Las mujeres viven la obligación moral y social de crear y mantener una familia, en tanto que los hombres lo han asumido muy lentamente y tienen aún todas las facilidades para desarrollarse fuera del hogar, incluso de dejar a la familia y justificar su ausencia.

La presión y la frustración son elementos cotidianos en una sociedad de consumo

Por otro lado, la sociedad de consumo privilegia lo aparente y externo, así como el consumo, y promueve entre las mujeres el ideal de una figura delgada, noción que se convierte en un factor de presión y frustración permanentes. Decía la Duquesa de Windsor que "ninguna mujer es nunca suficientemente delgada o rica". Socialmente se fomenta la dificultad para identificar los sentimientos como base de la apariencia, y la auténtica apreciación se revierte hacia una complexión ideal en la idea de *como me veo, me siento*, y esto dificulta aceptar el eje afectivo natural de *como me siento, me veo* (véase página 74). Durante un programa organizado en 2007, con Plazas y Pérez Lizaur en el Museo del Papalote, se desarrolló un espacio muy interesante donde introdujimos estos conceptos con la finalidad de que nuestros niños estén más atentos a sus sentimientos y no sólo a su apariencia. Ante la dificultad de identificar los afectos, tanto los problemas del cuerpo como los de la alimentación se convertirán en trastornos alimentarios.

Síntomas
comunes
de los TCA

A continuación presentamos un cuadro sintético donde puede encontrarse la información para saber qué son los TCA, sus características básicas y su gravedad. Aunque no todos tienen que ver con la pérdida de peso ni los padecen solamente las niñas. Recomendamos consultar a su médico en caso de duda. En el cuadro se incluyen algunos signos que podemos observar, como la baja o modificación del peso, las caries, etcétera, y síntomas como mareo o irritabilidad, que padecen o aquejan a las personas que tienen un TCA.

Cuadro 8. ¿Qué son los TCA?

Características	Signos y síntomas	Diagnóstico temprano
Enfermedades graves con complicaciones físicas y psicológicas que ponen en riesgo la vida.	En general: marcada pérdida, ganancia o fluctuaciones de peso. Intolerancia al frío, debilidad, fatiga o letargia, irritabilidad. Mareo, síncope.	Peso: pérdida o ganancia abrupta. Dificultad para recuperarlo. Fluctuaciones importantes.
Afecta a niñas y niños, pero en especial a adolescentes de cualquier nivel socioeconómico y de diferentes complexiones, cuerpos, pesos y tallas.	Oral y dental: caries, laceraciones. Erosiones, callos en los dedos por provocarse vómito. Crecimiento de cuello y garganta (parotiditis).	Preocupación excesiva: por el peso, la figura o la alimentación.
El peso no es el único indicador de un TCA.	Cardio-respiratorio: dolor en la zona del corazón, palpitaciones. Falta del aliento. Hinchazón.	Ciclo menstrual: amenorrea e irregularidad.

No sólo afecta a las mujeres.	Gastrointestinal: dolor de estómago, reflujo, constipación, acidez, hemorroides.	Sangre: potasio o cloro bajos. PH urinario de 8-8.5, posible vómito, hipoglucemia.
Preocupación excesiva por el peso, la figura o la alimentación. Se justifica evaluar presencia de TCA.	Endócrino: amenorrea e irregularidades. Infertilidad. Baja densidad ósea, fracturas patológicas.	Conductas que promueven pérdida de peso: ejercicio excesivo, dieta inapropiada.
Las consecuencias médicas de los TCA pueden pasar desapercibidas.	Neuro-psiquiátrico: baja concentración y memoria. Convulsiones, insomnio, ansiedad, depresión, obsesión. Autoagresión, ideación e intento suicida.	Historia: ayunos o atracones. Vómito, laxantes, diuréticos, dieta estricta. Ideas extremas de alimentación. Suplementos alimentarios alternativos. Diabetes tipo 1 y 2.
Los TCA generan serios problemas físicos y emocionales.	Dermatología: lanugo (vellosidad en brazos y piernas). Pérdida de cabello, resequedad de piel, decoloración.	Familia y escuela: problemas, pleitos, aislamiento. Rendimiento extremo, muy bueno o muy malo.

Vale la pena recordar que existen igualmente trastornos de la alimentación en niñas y niños menores de seis años y, en especial, en los lactantes que pueden presentar dificultades serias en su alimentación, por lo que mencionaremos brevemente algunos datos importantes en estas dos poblaciones.

Trastornos de inicio en la infancia (hasta los seis años de edad). Se refiere a trastornos que se diagnostican por primera vez durante la infancia. Estos trastornos pueden coexistir con otro tipo de trastorno psiquiátrico o médico.

Pica: a) ingestión persistente de sustancias no nutritivas durante por lo menos un mes; *b)* ingestión inapropiada de sustancias no nutritivas para el nivel de desarrollo; *c)* ingestión y conducta alimentaria que no forman parte de sus prácticas culturales; *d)* si la ingestión y la conducta alimentaria aparecen exclusivamente en el transcurso de algún trastorno mental, es de suficiente gravedad como para merecer atención clínica independiente.

Existen algunos signos para detectar trastornos alimenticios en menores de seis años

Trastorno de ruminación: a) regurgitaciones y nuevas masticaciones repetidas de alimento durante un periodo de por lo menos un mes después del funcionamiento normal; *b)* la conducta en cuestión no se debe a una enfermedad gastrointestinal ni a otra enfermedad médica asociada (reflujo gastroesofágico); *c)* la conducta no aparece exclusivamente en los casos de anorexia o bulimia nerviosas. Si los síntomas aparecen exclusivamente en los casos de retraso mental o de un trastorno generalizado del desarrollo, son de suficiente gravedad como para merecer atención clínica independiente.

Trastorno de la ingestión alimentaria de la infancia: a) alteración de la alimentación manifestada por una dificultad persistente para comer de forma adecuada, con incapacidad significativa para aumentar de peso o con pérdidas significativas de peso durante por lo menos un mes; *b)* no se debe a una alteración gastrointestinal, ni a otra enfermedad médica asociada (reflujo gastroesofágico); *c)* el trastorno no se explica por la presencia de otro trastorno mental (trastorno de ruminación) o por la no disponibilidad de alimentos; *d)* el inicio es anterior a los seis años.

Conductas de riesgo para los trastornos de la conducta alimentaria en adolescentes mexicanos (Ensanut 2012)

En México los adolescentes no se escapan del problema del sobrepeso y la obesidad, ya que presentan una muy alta prevalencia y un crecimiento acelerado, como lo muestran las encuestas nacionales. Por ejemplo, las niñas menores de cinco años, pasaron de 26 (1988) a 33% (2012); y las de 12 a 19 años, de 11 (1988) a 35% (2012). En la primaria y secundaria, la prevalencia de sobrepeso y obesidad es de 30 y de 32%, respectivamente (2008).

En este sentido, es hasta 2006 que por primera vez se incluye a la conducta alimentaria en las encuestas nacionales de salud y nutrición, permitiendo no sólo identificar a la población en riesgo de sufrir algún TCA, sino despertar el interés por la conducta y los aspectos emocionales asociados a la vida del adolescente de 10 a 19 años.

De igual forma, alertamos sobre el incremento nacional de la proporción de población adolescente con riesgo total de padecer un TCA, de acuerdo con los resultados de 2006 y 2012, para ambos sexos.

El principal temor es la *preocupación por engordar*. Se incrementó también el *miedo intenso a subir de peso*: de 14.8 a 19.9% en mujeres y de 6.9 a 11.5% en varones. *Comer demasiado o atacarse de comida* aumentó de 9.4 a 11.6% en mujeres y de 8.8 a 11.9% en varones. *Perder el control sobre lo que comes* tuvo un incremento de 5.6 a 6.7% en mujeres y de 4.5 a 6.2% en varones.

Las mujeres adolescentes presentan mayor riesgo en frecuencia, de 3 a 1 en relación con los hombres, y con mayor intensidad. El grupo de edad de mayor riesgo es el de 14 a 19 años, en ambos sexos.

Resultados en los estados

Mayor prevalencia de: *a) Conductas alimentarias restrictivas*: Ciudad de México, 11%; Tamaulipas, 8.96%; Morelos, 8.81%; Baja California, 7.92%, y Campeche, 7.82%; *b) Pérdida de control:* Morelos, 19.47%; Baja California, 24.72%; Sonora, 18.36%; Veracruz, 18.07%, y Jalisco, 17.69%; *c) Conductas alimentarias compensatorias:* Colima, 1.329%; Chihuahua, 1.328%; Baja California, 1.28%, y Sinaloa, 1.27 por ciento.

La estrategia para la prevención de las Enfermedades Crónicas no Transmisibles (ECNT) y la obesidad debe incluir la conducta alimentaria y los TCA. La Ensanut de 2006 y 2012 permite contar con información, nacional, regional y ahora estatal, para focalizar sus acciones preventivas, de control y vigilancia para los TCA. Estos datos nos acercan a las preocupaciones, conductas y realidad de los adolescentes, las cuales deben nutrir la política pública, de salud y educación para los 22 millones de adolescentes mexicanos. Cabe recordar que los TCA son conductas de riesgo a obesidad, ENCT y adicciones.

Cuadro 9. Intervención oportuna en la adolescencia

TCA en los adolescentes

1. Los adolescentes con TCA pueden no reconocer que están enfermos y pueden mostrarse ambivalentes en aceptar el tratamiento.

   Esto es un síntoma de su enfermedad. Además, los adolescentes pueden minimizar, racionalizar o esconder las conductas y síntomas del TCA. Pueden disfrazar la severidad de su enfermedad, ya sea porque no les parece lógico tenerla o por funcionar adecuadamente (hasta el momento) en otras áreas. El apoyo externo y la asistencia en la toma de decisiones son muy necesarios independientemente de la edad. Todo se complica conforme más pasa el tiempo.

2. Los padres y maestros de los adolescentes son la primera línea para buscar ayuda.

   Confíe en sus preocupaciones. Una sola conducta frente a la comida o preocupación por el peso o la figura son una fuerte señal de la presencia o del potencial desarrollo de un TCA.

3. Apoyar a las familias a entender que ellos no le causaron al adolescente su TCA; así como tampoco el adolescente escogió tenerlo.

Este reconocimiento facilita la aceptación del diagnóstico, tratamiento, referencia e intervenciones, y minimiza el estigma asociado con esta enfermedad.

4. Siempre hay que evaluar el riesgo psiquiátrico, incluyendo pensamientos, planes e intentos suicidas o de autoagresión.

Hasta la tercera parte de las muertes asociadas a TCA son por suicidio.

Trastornos de la conducta alimentaria, TCA

Formalmente existen cuatro tipos de trastornos de la alimentación: anorexia nerviosa, bulimia nerviosa, trastornos no especificados (Tane) y trastorno por atracón. Los Tane pueden tener muchas variaciones, o modalidades (síndromes parciales o subclínicos), pero una vez que se sospeche su padecimiento se sugiere ponerse en contacto con un equipo experto para que valore la gravedad y proporcione orientación.

Una vez que se sospecha de la presencia de algún tipo de trastorno de la alimentación, la intervención oportuna se impone.

A continuación se presenta un cuadro sintético con las principales características de los tipos de TCA.

Principales características de los TCA

Cuadro 10. Trastornos de la conducta alimentaria

I. Anorexia nerviosa o nerviosa (AN)	II. Bulimia nerviosa o nerviosa (BN)	III. Trastornos de la alimentación no especificados (Tane)	IV. Trastorno por atracón (TA)
- Rechazo a mantener el peso corporal correcto para su edad. Pérdida de al menos 15% del peso.	- Presencia de atracones recurrentes. Atracón: *a)* ingesta de alimento en un corto lapso (periodo de dos	- Esta categoría se refiere a los TCA que no cumplen los criterios para ninguno en específico, como AN O BN.	- Se caracteriza por atracones (comer en exceso) recurrentes, con pérdida del control (no darse cuenta de que se come mucho

Fracaso en conseguir el aumento de peso normal durante el periodo de crecimiento.
- Miedo intenso a ganar peso o a convertirse en obeso, incluso si está por debajo del peso normal.
- Alteración de la percepción del peso o la silueta, exageración de su importancia en la autoevaluación, o negación del peligro que representa el bajo peso corporal.
- En las mujeres pospuberales, presencia de amenorrea (al menos durante tres ciclos menstruales consecutivos, ciclos sin ingestión de estrógenos).
- Tipo restrictivo. Solo conducta restrictiva. No comer.
- Tipo compulsivo /purgativo. Durante el episodio de AN recurre a atracones o purgas (vómito o uso de laxantes, diuréticos o enemas) o ejercicio compulsivo.

horas) en cantidad superior a la mayoría de las personas; b) sensación de pérdida de control al comer.
- Conductas compensatorias inapropiadas, de manera repetida con el fin de no ganar peso, como: vómito, laxantes, diuréticos, enemas, ayuno o ejercicio.
- Los atracones y conductas compensatorias inapropiadas tienen lugar, como promedio, menos de dos veces a la semana durante los últimos tres meses.
- Muy alta preocupación por el peso y la silueta.
- Tipo purgativo. Durante el episodio de BN, la paciente se provoca regularmente el vómito o usa laxantes, diuréticos o enemas en exceso.
- Tipo No Purgativo. Durante el episodio de BN emplea otras conductas compensatorias inapropiadas: ayuno, ejercicio intenso. Por lo regular, no se provoca el vómito o usa laxantes, diuréticos o enemas en exceso.
- Con frecuencia está asociado al sobrepeso y la obesidad.

- En mujeres se cumplen todos los criterios diagnósticos para la AN, pero las menstruaciones son regulares.
- Se cumplen todos los criterios diagnósticos para la AN, excepto que, a pesar de existir pérdida de peso significativa, el peso del individuo se encuentra dentro de los límites normales.
- Se cumplen todos los criterios diagnósticos para la BN, con excepción de que los atracones y las conductas compensatorias inapropiadas aparecen menos de dos veces por semana o durante menos de tres meses.
- Empleo de conductas compensatorias inapropiadas, postingesta de pequeñas cantidades de comida, teniendo peso normal (vómito después de haber comido dos galletas).
- Masticar y expulsar, pero no tragar cantidades importantes de comida.
- Puede estar asociado al sobrepeso y la obesidad.

más), sin conducta compensatoria inapropiada, como en la BN (vómito, laxantes, diuréticos o ejercicio exagerado).
- Episodios recurrentes de atracones.
- Se define atracón por al menos tres de los siguientes puntos:
· Comer mucho más rápido de lo normal. Comer hasta sentirse incómodamente lleno.
· Comer grandes cantidades sin sentirse físicamente hambriento.
· Comer a solas por pena de que otros vean cuánto se come.
· Sentirse a disgusto consigo mismo, deprimido, culpable por comer demasiado.
· Importante estrés relacionado con los atracones, dos días por semana durante al menos seis meses, y no otras conductas compensatorias.
· Algo muy importante es la sensación de pérdida de control.
· Con frecuencia está asociado al sobrepeso y la obesidad.

Cómo detectar
una conducta
de riesgo de TCA

Conducta de riesgo de TCA. Es importante poder identificar si se tiene una conducta de riesgo de sobrepeso. A continuación se presenta un breve cuestionario, para mayores de nueve años, con el que podemos conocer si tenemos una conducta de riesgo para tener sobrepeso, y TCA Recordemos que al padecer algún trastorno de la conducta alimentaria, como la bulimia nerviosa, Tane o trastorno por atracón, existe riesgo de padecer obesidad o algún tipo de adicción.

El cuestionario consta de cuatro preguntas; de acuerdo con nuestra conducta en los últimos meses, cada pregunta tiene cinco niveles de intensidad: *(i)* nunca; *(ii)* casi nunca; *(iii)* algunas veces; *(iv)* con frecuencia (dos veces por semana); *(v)* muy frecuentemente (más de dos veces por semana).

Esta graduación de intensidad en nuestras conductas se aplica a las cuatro preguntas. Consulte con un equipo experto en TCA y prosiga a contestarlo:

Es importante
hacer una
valoración

Cuadro 11. Cuestionario de conducta alimentaria de riesgo de sobrepeso [CAR-Sobrepeso]

Que haya sucedido en los últimos tres meses	i	ii	iii	iv	v
1 He tenido miedo a engordar.					
2 He comido mucho más de la cuenta con sensación de no poder parar de hacerlo.					
3 He realizado ayunos o he utilizado alguna maniobra para bajar de peso (provocarme vómito, usar laxantes o ejercicio en exceso).					
4 He seguido una dieta para perder peso.					

Que haya sucedido en los últimos tres meses.   IMC:

(i) Nunca.   CA:

(ii) Casi nunca.   Sexo: F: M:

(iii) Algunas veces.   Edad: años

(iv) Frecuentemente (dos veces en una semana).

(v) Muy frecuentemente (más de dos veces en una semana).

Se sospecha de conducta alimentaria de riesgo a sobrepeso cuando:

El IMC y la circunferencia abdominal indican sobrepeso, obesidad y obesidad abdominal, aunado a las siguientes conductas:

Pregunta 1: respuesta iv o v.

Pregunta 2: respuesta iii, iv o v.

Pregunta 3: respuesta iv y v.

Pregunta 4: respuesta v.

Los pacientes con alteraciones de la conducta alimentaria presentan aumento de peso, sobrepeso u obesidad, y alteración en sus patrones de comportamiento, que se evalúan principalmente en las preguntas 1, 2, 3 y 4, con diferentes intensidades y medido con las respuestas iv y v, lo que demuestra la presencia de una alteración grave de la conducta.

Esto nos orienta a contemplar la existencia de un trastorno que requiere un tratamiento específico, integral e interdisciplinario formado por un equipo de especialistas de trastornos de la alimentación. Información y comentarios: informes@clinicaangelestca.mx.

(Barriguete y Salinas, 2006).

Resultados. Se sospecha que podemos padecer un trastorno de la conducta alimentaria cuando el índice de masa corporal (IMC) y la CA nos señalan sobrepeso u obesidad, pero también bajo peso, aunado a conductas alimentarias no correctas.

    Los pacientes con TCA presentan conductas alimentarias alteradas que se reflejan en las preguntas 1, 2, 3 y 4, con intensidades que van de la respuesta iv (frecuente) a la v (muy frecuentemente), denotando severa alteración de la conducta alimentaria, orientándonos a contemplar la existencia de un TCA asociado a bajo peso, sobrepeso y obesidad, en cuyo caso sugerimos ponerse en contacto con un equipo de expertos en TCA.

Resultados de la valoración

Padres de familia y TCA

Recomendaciones para los padres de adolescentes: a) evite manejar alimentos como premio o castigo; no satanice los alimentos como buenos o malos. Recuerde que el secreto son las porciones; b) prefiera fruta fresca a refrescos gaseosos u otras bebidas endulzadas; c) organice menús y *lunch* diferentes, incluya todos los grupos de alimentos, evite golosinas (papas fritas, dulces, etcétera) que son altas en grasa y azúcares, y pueden ser precursoras de sobrepeso; d) dele al adolescente amor incondicional, quiéralo por lo que él o ella es, no por lo que hace o por su figura; e) instruya a sus hijos adolescentes a alimentarse adecuadamente y a incorporar en su vida hábitos sanos, como realizar ejercicio con regularidad y comer alimentos nutritivos; f) nunca hable a su hijo adolescente acerca de su peso en forma peyorativa; si

Recomendaciones para los padres de adolescentes

existe un problema real de peso, él o ella se dará cuenta y lo manejará cuando esté listo para hacerlo, bríndele la oportunidad de darse cuenta por él mismo; *g)* si el adolescente tiene un problema serio de peso, abórdelo enfatizando que lo que le preocupa es su salud y no su apariencia; no olvide enfocarse en sus cualidades, no en sus debilidades; *h)* no apoye la idea de que una dieta, peso o talla particulares van a llevar al adolescente a la felicidad y al éxito; recuerde que las actitudes hacia el peso y la figura son aprendidas de los padres, así que la prevención empieza por ustedes; *i)* una de las formas en las que se pueden prevenir los TCA es platicando con los adolescentes sobre ellos mismos; *j)* recuerde que la comida es un diálogo y los adolescentes pueden aportar mucho al respecto: alimentación, juego, cultura, variedad, incluso saltársela porque ocurrió algo más interesante: cine, parque, teatro, juegos, etcétera; *k)* desarrolle su capacidad de arrullo y consuelo con sus hijos.

Evitar: *1)* minimizar la situación, incluso cuando no tiene todos los elementos para hablar de un trastorno; *2)* centrar la relación en la alimentación, pues se trata de una problemática de la persona como un todo; *3)* la utilización de castigos, amenazas o manipulaciones; *4)* caer en el juego de las provocaciones; *5)* responsabilizar a los adolescentes del malestar de los padres; *6)* criticar el cuerpo y peso del adolescente; *7)* seguir dietas restrictivas dentro del ámbito familiar.

Maestros y TCA

Recomendaciones para los maestros de adolescentes. Recordar la adolescencia: *a)* durante la adolescencia coexisten conductas infantiles y expectativas adultas; *b)* se inicia la autonomía de hábitos, muchos aparecen por oposición frente a lo impuesto o lo tradicional; *c)* gran influencia del grupo de amigos; *d)* el tema de la alimentación es de mucho interés y de gran desinformación; está lleno de mitos y supuestos.

¿Qué hacer? *1)* recordar que el maestro es un modelo para los adolescentes; *2)* observar el comportamiento de los adolescentes y saber aplicar los métodos negociadores para poder utilizar el *no* sólo frente a las situaciones específicas que representan una amenaza para el joven; *3)* favorecer el respeto y la comunicación mutua; *4)* apoyar aspectos positivos frente a las frecuentes provocaciones, propias de esta época adolescente; *5)* dar apoyo ante las situaciones preocupantes y angustiantes de los adolescentes; *6)* utilizar el buen humor adolescente para facilitar el proceso educativo; *7)* mostrar interés por los

adolescentes, facilitar el diálogo y la expresión de preocupaciones y angustias, asegurando la confidencialidad; *8)* observar si los adolescentes son conscientes de su malestar, ¿qué hacen para resolverlo?, ¿se trata de algo temporal? o ¿algo crónico que necesita mayor apoyo?; *9)* recordar que a los adolescentes les cuesta trabajo reconocer su malestar y más aún si la información proviene de los mayores; *10)* en caso de identificar un problema serio en algún adolescente, animarlo a pedir ayuda; *11)* observar las conductas alimentarias durante las comidas y lo que sucede en los baños y lavabos.

Evitar: *a)* devaluar, criticar los sentimientos, ideas, actitudes o preocupaciones de los alumnos; *b)* tener actitudes excesivamente rígidas y dogmáticas; *c)* culparlos porque no cumplen las expectativas; *d)* hacer comparaciones; *e)* sobrevalorar los aspectos exteriores, estéticos, en lugar de dar prioridad a los interiores emocionales y personales; *f)* ocupar el lugar de los padres; *g)* generar alarma a partir de información parcial.

Qué deben evitar los maestros

Cuadro 12. Nueve realidades acerca de los trastornos de la conducta alimentaria

#1	Mucha gente con un trastorno de la conducta alimentaria se ve saludable, a pesar de que puede estar extremadamente enferma.
#2	Las familias no son culpables y pueden ser los mejores aliados de los pacientes y proveedores de salud durante el tratamiento.
#3	Un diagnóstico de trastorno de la conducta alimentaria es una crisis de salud que interrumpe el funcionamiento personal y famliar.
#4	Los trastornos de la conducta alimentaria no son por elección, sino enfermedades mentales muy serias biológicamente influenciadas.
#5	Los trastornos de la conducta alimentaria afectan a personas de todas las edades, sexo, raza, etnia, orientación sexual y estatus económico.
#6	Los trastornos de la conducta alimentaria conllevan un mayor riesgo de suicidio, así como complicaciones físicas y médicas.
#7	Los genes y el ambiente juegan un papel importante en el desarrollo de los trastornos de la conducta alimentaria.
#8	Los genes por si solos no predicen quién desarrollará un trastorno de la conducta alimentaria.
#9	La recuperación completa es posible en los trastornos de la conducta alimentaria. La detección e intervención temprana son muy importantes.

13. Lactancia. La gran estrategia natural

La alimentación durante el primer año de vida es fundamental, ya que del nacimiento hasta los doce meses de edad el peso se triplica y la estatura aumenta 50%. Si tomamos como ejemplo un bebé que al nacer pesó 3 kg y midió 50 cm, cuando cumpla un año de edad se espera que pese 9 kilos y mida 75 cm. En ninguna otra etapa de la vida el crecimiento es tan acelerado como en ésta. La alimentación durante el primer año de vida se divide en: *1)* lactancia materna exclusiva, los primeros seis meses; *2)* etapa de transición en la que se introducen nuevos alimentos, llamada ablactación y cesa el amamantamiento, llamado destete; *3)* incorporación a la dieta familiar.

La lactancia un excelente inicio

Al momento de nacer, el alimento más adecuado para el bebé es la leche materna porque tiene las siguientes ventajas: contiene la cantidad de nutrimentos necesaria para la energía que requiere el niño. Bacteriológicamente, es segura y siempre fresca. Es el alimento que genera en el lactante menos alergias que cualquier otro. Es menos probable que los niños se alimenten en exceso, pues el bebé consume la cantidad de leche que necesita. Promueve un desarrollo mandibular y dental adecuado. Es económico porque no cuesta, a diferencia de las fórmulas comerciales para lactantes. El calostro, que es el primer líquido que se secreta, es rico en inmunoglobulinas que ayudarán al bebé a formar sus defensas. Se encuentra a la temperatura adecuada. Al momento de amamantar se forma un estrecho vínculo afectivo entre la madre y el lactante. Suele ser más conveniente una vez que se establece el proceso. Facilita la identificación del registro de hambre-saciedad. Facilita la identificación del registro de las emociones (véase página 74).

Se recomienda que se dé pecho materno a *libre demanda* y dejar que el bebé poco a poco vaya estableciendo sus horarios de alimentación.

Por lo general, existen dudas sobre el tiempo ideal en que debe amamantarse al bebé, pero la lactancia exclusiva se recomienda cuando menos hasta el sexto mes. Las razones para ello son biológicas. Antes del cuarto mes la leche materna satisface todas las necesidades de energía y nutrimentos que requiere el bebé, y su aparato digestivo está totalmente adaptado para digerirla adecuadamente. Si se le introducen nuevos alimentos antes del sexto mes de vida, se corre el riesgo de generar alguna intolerancia alimentaria, alergias

Por cuánto tiempo

o diarrea, pues su cuerpo no cuenta todavía con el desarrollo adecuado para poder digerir alimentos diferentes a la leche materna.

A partir del sexto mes, el aparato digestivo adquiere la madurez necesaria para recibir, digerir y asimilar nuevos alimentos; asimismo, en esta etapa la leche materna deja de cubrir las necesidades del niño y se hace necesaria la introducción de nuevos alimentos a la dieta del bebé. Este proceso se conoce como ablactación.

El destete

Otro proceso importante por el que atraviesa la alimentación del lactante es el destete, término que se refiere al proceso por medio del cual la madre deja de amamantar al niño, sustituyendo la leche materna con algún otro tipo de leche.

Es importante mencionar que los procesos de destete y ablactación se tienen que dar de manera complementaria y paulatina.

Cuando llega el momento de la ablactación, la madre o las personas que están a cargo del niño deben tener presente que esta nueva etapa cumple una doble función: nutrir al niño y educarlo en materia de alimentación.

El siguiente patrón de ablactación proporciona recomendaciones y consejos para introducir nuevos alimentos y estimular el aprendizaje de los niños lactantes.

Encuentro con nuevos alimentos

Cuadro 13. Patrón de ablactación

Patrón de ablactación	
Edad en meses	Grupo de alimentos
0 a 6	- Alimentación exclusiva del seno materno. En su defecto, alimentación con algún sucedáneo de leche materna.
A partir del sexto mes	- Frutas (papaya, manzana, plátano, pera). - Verduras (zanahoria, chayote, jitomate, betabel). - Cereales (arroz y avena enriquecidos con hierro).
6	- Otras frutas (ciruela, durazno, uva, mango). - Otras verduras (calabaza, chícharo, ejote). - Otros cereales (tortilla, pan, galletas, pastas).
6 a 7	- Tubérculos (papa, camote, yuca). - Leguminosas (frijol, lenteja).
8 a 9	- Otras frutas (melón, guayaba, piña). - Otras leguminosas (garbanzo, haba, soya). - Alimentos de origen animal (pollo, hígado).

10 a 11	- Alimentos de origen animal (queso, yogur, crema, carne roja).
12	- Otros alimentos de origen animal (huevo cocido, margarina, leche entera, pescado). - Introducción a la dieta familiar.

Es conveniente que no se introduzcan en la dieta del infante dos alimentos nuevos a la vez. Esta medida permite conocer la tolerancia del niño a cada uno. Se recomienda ofrecer el mismo alimento durante dos o tres días seguidos. Nunca debe forzarse al pequeño a aceptar los alimentos. Si no lo acepta, se recomienda retirar el alimento y ofrecerlo varios días después. Háblele de manera tranquila, pero aliéntelo. Déjelo tocar con sus dedos los alimentos y que se los lleve a la boca. Se recomienda no adicionarles sal ni azúcar para que de esta manera el niño pueda identificar su sabor natural. Permita que él decida qué tan rápido quiere comer. Hay que recordar que la cantidad de alimentos que consume el bebé suele ser muy variable de un día a otro o de una semana a otra. Recuerde que el nutriólogo y la mamá cuidarán de la calidad de la dieta, ya que son los responsables de decidir qué se sirve en la mesa, dejando que el niño determine la cantidad de alimento que va a consumir y el tiempo para hacerlo. Respete su preferencia por algunos alimentos. A partir del sexto mes no cuele los alimentos ni los haga puré para que el niño vaya desarrollando la masticación. El cambio gradual en la consistencia de los alimentos, la variedad y la manera como se combinan deben ser preocupación constante de la madre, a medida que aumenta la edad del niño.

Nunca ofrecer refrescos o bebidas gaseosas de cualquier tipo a infantes, niños o adolescentes; después será muy complicado quitar este hábito insalubre y de alto riesgo a la salud.

La introducción de nuevos alimentos implica un cambio gradual en el lactante, donde deben participar todos sus sentidos

14. Alimentación correcta. Infancia y adolescencia

El desarrollo humano es un proceso continuo y dinámico, y los modelos que ofrecen las familias y la escuela serán importantes, ya que dentro de ellos los individuos desarrollan su personalidad y autonomía. La alimentación constituye uno de los principales caminos de encuentro y relación en este sentido de la vida, y la conducta alimentaria es la llave de esta dimensión. Por todo esto, la educación nutricional es fundamental para el desarrollo personal, familiar y escolar de todos nosotros.

La educación nutricional es parte del desarrollo personal

La alimentación correcta debe cumplir con tres cualidades básicas:

1) *Adecuada:* debe adaptarse a cada persona de acuerdo con algunas condiciones como edad, estado de salud, costumbres, posibilidades económicas y zona climática en la que se vive.

Cuál debe ser la alimentación correcta

2) *Equilibrada*: porcentaje de los nutrimentos que se ingieren para que el organismo los digiera mejor. La relación ideal es 50-60% hidratos de carbono, 15-20% proteína y 25-30% lípidos. Dentro de los lípidos se toman en cuenta la grasa que existe en los alimentos de origen animal (carne, queso, pollo, leche, etcétera).

3) *Variada*: incluye diferentes alimentos y formas de preparación de los platillos, utilizando frutas y verduras de la estación o temporada. Por ejemplo: la papa puede cocinarse al horno, como puré o sopa de papa y poro.

Comer sano es una forma de vida que como tal, debe ejercerse día a día, incluyendo a todo el núcleo familiar. Un régimen dietético restrictivo puede ocasionar algún problema de salud. Por lo tanto, adquirir buenos hábitos alimentarios es la mejor forma de prevenir riesgos para la salud, mantenerse en forma y sentirse pleno.

Posiblemente si no comiéramos lo adecuado, tendríamos señales inmediatas de que algo anda mal, por ejemplo, sentirnos cansados o desconcentrados, dificultades para regular la temperatura, sentir la piel reseca, notar que el cabello se nos cae y, posiblemente a largo plazo, el cuerpo comenzaría a utilizar diferentes mecanismos de defensa. Cuando la alimentación no es adecuada el potencial de crecimiento se frena y es muy probable que no lleguemos a tener la estatura que habríamos alcanzado si la alimentación hubiera sido la conveniente.

El organismo
echa a andar
mecanismos
de defensa
cuando no se
le alimenta
de forma
adecuada

Imagine su cuerpo como un sistema de maquinaria complejo. Cuando se percata de que no le está dando lo suficiente, comienza a cancelar funciones o a apagar máquinas para no gastar o *quemar tanto combustible*, y echa mano de sus mecanismos de defensa. Cuando el cuerpo femenino ha pasado por periodos prolongados de restricción, se interrumpen sus ciclos, deja de menstruar. Éste es un ejemplo de lo que puede hacer el organismo para sobrellevar las limitaciones. Otro ejemplo es cuando al restringir energía, o hidratos de carbono, el cuerpo echa a andar mecanismos para nutrirse incluso de sus mismos tejidos, entrando a un proceso de *autocanibalismo* en el que a partir de nuestras propias reservas, subsistimos. El cuerpo tiene la capacidad de generar glucosa a partir de grasa e incluso músculo, esto tiene un precio muy alto si se lleva a cabo por largos periodos. El organismo comienza a metabolizar no sólo grasa corporal, sino proteínas con la consecuente pérdida de músculo y reservas proteicas, llegando hasta el tejido óseo, con la consecuente fragilidad en los huesos.

Una alimentación correcta es aquélla que resulta espontánea e imperfecta, es decir, que de vez en cuando incluye alimentos que no son tan sanos. Está libre de obsesiones, es totalmente individual y se adapta a cada persona. Es cíclica, es decir, podemos cambiar de gustos por semanas, meses o temporadas del año; y es rítmica porque obedece a ritmos en los que nos sentimos hambrientos antes de cada comida y totalmente satisfechos después de ésta, incluso puede haber épocas en las que comemos menos.

Calorías. La cantidad de energía medida en calorías que cada persona necesita es diferente, pues depende de la edad, estatura, peso, actividad física y estado fisiológico o fisiopatológico de la persona. Nuestro cuerpo necesita determinada cantidad de calorías en función de la energía que gasta. Para calcular las calorías que gasta o *quema* tenemos que sumar tres factores: *1)* las calorías que el cuerpo gasta en reposo, es decir, lo que necesita para llevar a cabo sus funciones orgánicas y, en términos generales, mantenernos vivos. A este proceso se le conoce como gasto energético basal y puede calcularse en tablas por edades, género y peso de la persona o mediante un estudio llamado calorimetría indirecta. *2)* Las calorías del gasto en la actividad física y el ejercicio representan desde 10% del gasto energético basal hasta 40% si se trata de un deportista de alto rendimiento. *3)* Cuando ingerimos algún alimento, nuestro cuerpo necesita energía para digerirlo, absorberlo y asimilarlo, a esto se le conoce como efecto térmico de los alimentos, y representa 10% del gasto energético basal.

Si vemos de manera aislada estos tres factores, el que mayor energía demanda es el gasto energético basal. Del total de energía (calorías) que se consume debe haber un equilibrio entre hidratos de carbono, grasas o lípidos y proteínas.

Nutrimentos. Existen dos tipos de nutrimentos: *energéticos*, que dan energía, y *no energéticos*, que aunque no proveen energía, contienen sustancias vitales para el cuerpo humano. En este grupo se encuentran las vitaminas y los nutrimentos orgánicos también conocidos como minerales (hierro, calcio, zinc, etcétera). Un alimento puede contener dos o más nutrimentos (por ejemplo, la leche tiene hidratos de carbono, proteínas y lípidos).

Nutrimentos
energéticos
y no energéticos

Cuadro 14. Nutrimentos

Funciones de los
nutrimentos en
el organismo

Nutrimentos	Función	Fuentes
Hidratos de carbono	- Constituyen la mayor fuente de energía de la alimentación humana.	- Frutas y verduras. - Cereales: maíz, trigo, avena, arroz y derivados. - Tubérculos: papa, camote, yuca. - Leguminosas: frijol, haba, garbanzo, lenteja. - Miel y azúcares.
Lípidos	- Constituyen la reserva energética del organismo; su consumo en elevadas cantidades puede ocasionar obesidad y alteraciones cardiovasculares. - Forman parte de membranas celulares y de algunos órganos.	- Origen animal: manteca, mantequilla, nata y crema de leche, yema de huevo, algunas carnes y vísceras. - Origen vegetal: aceites (maíz, cártamo, soja, ajonjolí, oliva, girasol), margarina, aguacate. - Oleaginosas: nuez, almendras, pistache.
Proteínas	- Juegan un papel principalmente de carácter estructural y funcional. - Las enzimas y algunas hormonas son de naturaleza proteica. - Los anticuerpos que intervienen en los fenómenos inmunitarios son proteínas.	- Origen animal: carne (pollo, res, pescado), huevo, leche. - Origen vegetal: leguminosas (frijol, soja, alubia, lenteja).

Alimentación en la infancia

La edad preescolar comprende desde el primer año de vida hasta los seis años de edad, mientras que la etapa escolar comienza a los seis años y termina a los doce o al comienzo de la pubertad. Estas etapas suelen considerarse un periodo de crecimiento, la edad preescolar y la escolar son fases de intenso crecimiento cognitivo, emocional y social, por lo cual, la formación de hábitos alimentarios y estilos de vida adquiridos repercutirá a lo largo de la vida del individuo.

La relación alimentaria es un proceso interactivo en el que participa la madre, o un sustituto, el niño y es complementado por el padre. Se conforma con todas aquellas interacciones que suceden en torno a la alimentación: selección, compra, ingestión, actitudes y comportamientos.

Una buena nutrición depende de una relación alimentaria positiva. Muchos de los problemas alimentarios posiblemente tienen su origen en etapas tempranas de la vida; de manera que es posible prevenir ciertos factores de riesgo que surgen, por lo general, debido a una relación deficiente entre el niño y la persona que se encarga de su alimentación. Para que una relación alimentaria tenga éxito y se eviten problemas se requiere que la persona encargada de la alimentación del niño confíe en la información que proviene del pequeño.

Una relación alimentaria sana apoya el desarrollo del niño y contribuye a que forme actitudes positivas con respecto a su persona y al mundo que lo rodea; lo ayuda a comprender las señales alimentarias y a responder de manera apropiada a ellas, a que consuma una dieta recomendable, y a regular en forma conveniente la cantidad de alimentos ingeridos.

Mediante una dieta completa, variada, adecuada y suficiente es posible cubrir los requerimientos de vitaminas y nutrimentos. Las recomendaciones de energía se hacen con base en el metabolismo basal, la actividad física y la tasa de crecimiento. El aporte energético y de proteínas de la dieta debe ser suficiente para asegurar el crecimiento y el desarrollo.

Las recomendaciones de nutrimentos son una guía para diseñar la dieta, no son una meta estricta. A pesar de que la velocidad de crecimiento disminuye en comparación con el primer año de vida, los nutrimentos requeridos son mayores que en la edad adulta.

Existen variaciones en la ingesta de energía de niños sanos en crecimiento, de la misma edad y sexo, que dependen sobre todo de su actividad, por lo que en casos más específicos, es útil determinar las necesidades de energía de forma individualizada.

Cuadro 15. Aportes dietéticos recomendados

Edad en años	kcal al día	kcal por kg de peso	kcal por cm de estatura
1 a 3	1 300	102	14.4
4 a 6	1 800	90	16.0
7 a 10	2 000	70	15.2

Fuente: *Recommended Dietary Allowances*, National Academy of Sciences, 1989.

Cuadro 16. Aumento de requerimientos recomendados

Edad en años	kcal al día	kcal por kg de peso
Hombres		
11	2 310	64
12	2 360	58
Mujeres		
11	2 150	56
12	2 295	51

Fuente: Nutriología médica, 2003.

El crecimiento físico no es uniforme ni consistente, y tampoco la ingestión de alimento. El apetito, aunque es una estimulación subjetiva, suele seguir el índice de crecimiento y las necesidades de nutrientes. Un *buen* apetito en la infancia a menudo se torna en un apetito *regular o malo* en los niños pequeños en edad preescolar y es una causa frecuente de ansiedad en los padres.

En el primer año de vida disminuye el consumo de leche y continuará reduciéndose en el siguiente año. Hay una baja en la ingestión de vegetales y un aumento de postres, almidones y dulces.

Recomendaciones. Es importante que el niño tenga tiempo suficiente para ingerir sin prisa o ansiedad los alimentos, no sólo para que logre una buena masticación y con ello una digestión adecuada, sino también para que las comidas sean un momento placentero, de

Recomendaciones durante las comidas

comunicación y convivencia con el resto de la familia. No olvidemos que *hay que levantarse temprano para poder desayunar*. Las comidas que son apresuradas crean una atmósfera acelerada y refuerzan una alimentación muy rápida. Un ambiente positivo permite tiempo suficiente para comer, tolerar accidentes ocasionales y fomentar conversaciones que incluyen a todos los miembros de la familia.

El estilo de vida actual dificulta que se lleven a cabo comidas familiares. Pero es importante procurar que todos los miembros de la familia se reúnan para comer con la mayor regularidad posible y el mayor número de días que se pueda.

Es conveniente que los preescolares y escolares hagan cinco comidas en el día, es decir, tres comidas mayores (desayuno, comida y cena) y dos refrigerios, uno a media mañana y otro a media tarde. La capacidad gástrica de los niños es reducida y su actividad es constante, de modo que las comidas pequeñas y frecuentes se adaptan mejor a sus necesidades. Es importante que ellos sugieran el tipo de alimentos de su preferencia. Los padres o encargados son responsables de la selección, compra y preparación de los alimentos, así como de ofrecer los platillos al niño, establecer los horarios de las comidas, convertirlas en un momento agradable, establecer ciertas reglas de comportamiento en la mesa y determinar el lugar donde se come. Habrá que evitar que se coma en los cuartos, en la cama o frente a la televisión. Los niños serán responsables por la cantidad de alimento que van a consumir. Para lograr una alimentación correcta, también es de gran importancia que la persona responsable de la alimentación del menor respete y confíe en los gustos del niño, así como en su inapetencia, ya que esto le ayudará a diferenciar las señales de hambre y saciedad, y a responder adecuadamente a ellas.

Es muy probable que se presenten variaciones en el apetito de un día para otro, incluso de una comida a otra. A pesar de la inapetencia, el menor debe saber que se respetará su falta de hambre, pero que debe presentarse a las comidas y convivir con la familia. Es importante que en estas etapas, el niño tenga claro que no debe realizar otras actividades mientras come, como ver televisión o estar frente a la computadora. Es recomendable limitar el consumo de golosinas, botanas, refrescos o pastelillos industrializados, pero sin llegar a prohibirlos. Tampoco es bueno utilizarlos como premio, pues de ser así, estos productos adquieren mayor importancia de la que tienen y el niño los apetecerá aún más. Lo que puede hacerse es incluirlos, ocasionalmente, como parte del refrigerio junto con otros alimentos de los cuales pretende fomentarse un mayor consumo. Hay que desarrollar una actitud crítica frente a la publicidad en general y en particular aquélla sobre la alimentación. Es necesario que desde pequeños los niños distingan aquello que es comercial y solamente

Los padres deben proveer las condiciones idóneas para convivir durante las comidas

Deben respetarse los gustos del menor así como su inapetencia, y no hacer de la comida una tortura busca vender sin ofrecer beneficio alguno, a través de la televisión, radio, cine, medios impresos, etcétera, para que puedan desarrollar la posibilidad de elegir.

La edad preescolar y escolar son etapas excelentes para promover estilos de vida correctos, así como para desarrollar una actitud adecuada hacia la alimentación.

Puede afirmarse que para el niño de uno a tres años la relación alimentaria adecuada es aquélla que ofrece libertad y apoyo para favorecer su autonomía, y marca límites claros que le dan seguridad. Entre los tres y seis años la educación alimentaria debe darle la oportunidad de desarrollar habilidades para alimentarse, aceptar una variedad de alimentos y socializar en torno a la comida. Es el momento de desarrollar hábitos para la actividad física, como caminar y llevar a los niños al parque, con agua simple potable incluida, y nunca ofrecer refrescos.

Entre las principales razones por las cuales los niños deciden comer ciertos alimentos se encuentran:

Ambiente y hábitos familiares. Sin duda tienen un gran impacto en los hábitos de los menores. Si observan que los adultos consumen refrescos, pueden pensar que son saludables.

Mensajes de los medios publicitarios. Los niños absorben cantidades enormes de información de los medios de comunicación, de tal forma que pueden basar la selección de alimentos en lo que ven o escuchan a través de éstos. Tenemos que explicarles que la publicidad conlleva el uso de personajes atractivos que promueven los productos para vender. Por eso es importante limitar el tiempo frente al televisor, conocer el tipo de programas y vigilar su contenido, para que sean acordes con su capacidad de entendimiento, edad y desarrollo. Los preescolares no suelen ser capaces de distinguir entre los mensajes comerciales y los programas regulares, de hecho, con frecuencia prestan mayor atención a los primeros. Tenemos que explicarles lo que significa esto.

Influencia de amigos y compañeros. El escolar tiene como prioridad pertenecer a un grupo de amigos, lo que ocasiona que haga cosas que a los demás les gusta hacer y que coma los alimentos que el resto del grupo prefiere. Para brindar orientación alimentaria a los niños, el plato del bien comer puede ser utilizado como una sencilla herramienta didáctica. A medida que los niños crecen se expande su mundo y sus contactos sociales toman mayor importancia. Asimismo, los amigos que practican deporte serán los mejores para reforzar conductas saludables. La influencia de los compañeros aumenta con la edad

Los menores deben desarrollar una actitud crítica frente a la publicidad

Por qué los niños prefieren cierto tipo de alimentos sobre otros y se extiende a las actitudes y elección de alimentos. Los padres necesitan establecer límites para las influencias indeseables, pero también ser realistas; los conflictos a causa de los alimentos son contraproducentes. No debemos pedir lo que nosotros los padres no hacemos. Después de cenar no hay nada mejor que leerles algún cuento, promover la lectura y convivencia para cerrar el día.

Alimentación en la adolescencia

En la adolescencia los cambios físicos y emocionales también inciden en la conducta alimentaria

La adolescencia es uno de los periodos más cambiantes e intensos en el desarrollo del ser humano. Si bien el comienzo de la transición de una etapa biológica a otra no puede predecirse con exactitud, la adolescencia es una de las etapas de la vida en la que más claramente puede observarse una combinación entre los cambios físicos y los reajustes emocionales y sociales.

Resulta determinante conocer a profundidad cómo sucede el desarrollo integral de los adolescentes de manera que sea posible comprender por qué, para qué y cómo aparecen ciertos cambios en su conducta alimentaria. Debemos estar conscientes de que el estado nutricional y de salud en general con el que el individuo llega a esta etapa influirá en cómo enfrentará los cambios físicos, sociales y emocionales que ocurren en la adolescencia. Es de considerar que la independencia creciente y la mayor participación en la vida social influyen en los hábitos alimentarios de los adolescentes.

No olvidemos que los objetivos de la orientación alimentaria para este grupo de edad son lograr que se interesen en su persona, en su salud física; que tengan una buena imagen y concepto de ellos mismos; que detecten situaciones incorrectas y se abran al cambio, y que se protejan de cualquier tipo de conducta que provoque daños a su salud. Son diversiones saludables la música, la lectura, el cine, actividades que se recomienda compartir desde pequeños para que durante la adolescencia tengan mayores áreas de compañía creativa en momentos de soledad.

Los consejos para satisfacer las necesidades nutricias de los adolescentes tienen una base de investigación muy concreta. Con frecuencia, las cantidades recomendadas en la ingesta son interpolaciones de estudios en adultos o niños. Parte de la dificultad estriba en que estos estudios no sólo deben considerar la edad cronológica, sino también la etapa de madurez física. En consecuencia, las raciones diarias recomendadas (RDA) se indican para tres grupos de edad:

Cuadro 17. Recomendaciones de ingestión energética para adolescentes

Mujeres			
Edad	Estatura cm	Energía kcal/cm	Proteína g/cm
11 a 14	157	11.1 a 17.6	0.29
15 a 18	163	7.9 a 17.5	0.26
19 a 24	164	11.0 a 14.6	0.28

Hombres			
Edad	Estatura cm	Energía kcal/cm	Proteína g/cm
11 a 14	157	14.8 a 17.6	0.28
15 a 18	176	13.2 a 21.0	0.33
19 a 24	177	14.9 a 17.7	0.33

Fuente: Modern Nutrition in Health and Disease, (Nutrición moderna en la salud y la enfermedad).

Alimentación en la familia

La fuente de información sobre la alimentación más adecuada para los niños y adolescentes es la que reciben de su casa. Los hábitos alimentarios familiares influyen de sobremanera. Por ejemplo, si la familia acostumbra desayunar, lo más seguro es que el niño y el adolescente también lo hagan y su selección de alimentos dependerá, en gran medida, de lo que encuentren disponible en su casa.

Los padres y hermanos mayores son modelos importantes para el niño y el adolescente. Se ha demostrado que las actitudes de los mayores hacia los alimentos son un indicador confiable de los gustos y aversiones a los alimentos en los menores. La atmósfera que rodea los alimentos y la hora de las comidas también son importantes. Las expectativas altas de los modales del niño y del adolescente durante la comida, con frecuentes reprimendas, pueden convertir la hora de los alimentos en un momento de tensión. Las discusiones y otras agresiones emocionales también tienen un efecto negativo.

Alimentación en la escuela

Un buen desayuno, un refrigerio saludable y la ingesta de agua son acciones positivas y sencillas

En las sociedades occidentales la escuela es el primer lugar donde se experimenta el contacto social entre los niños y donde se refuerza en el adolescente; ahí se descubre la inserción social y cultural de cada individuo, misma que se inicia en la familia. La alimentación en la escuela conlleva una serie de dimensiones que abarcan aspectos biológicos, psicológicos, familiares y culturales, de manera que este lugar es muy importante para la promoción de la salud y la prevención de los trastornos de la alimentación y la obesidad, de las conductas de riesgo de adicciones y de la violencia. En consecuencia, los padres deben participar activamente en la cooperativa o tienda de la escuela y responsabilizarse de la alimentación de sus hijos, conjuntamente con sus maestros, con opciones saludables y accesibles. El problema de la mala alimentación se debe, en parte, a la desinformación que existe entre padres y maestros, y que les impide tomar medidas saludables en el ámbito escolar para una correcta alimentación. Con mucha frecuencia los padres permiten que los hijos salgan a la escuela sin desayunar y esto propicia, entre otras cosas, periodos largos de ayuno, que no exista un espacio definido para el desayuno y que al final tengan que darle dinero a sus hijos para que coman algo de su elección en la escuela. Se ha trabajado bastante insistiendo en que desayunen en casa, que lleven un refrigerio saludable con verduras y frutas, y que ingieran agua simple potable constantemente y no bebidas azucaradas.

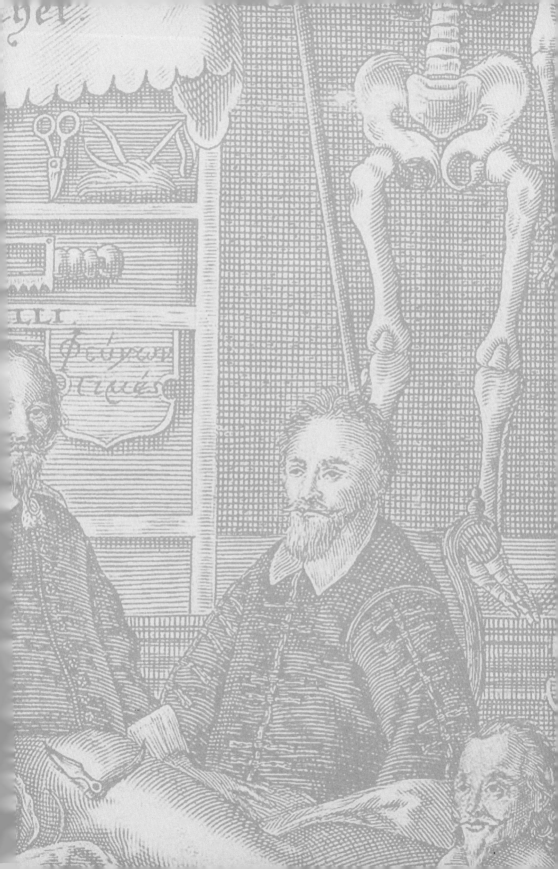

15. Comida sabrosa y saludable. Gastronomía

Existen varios secretos asociados a la alimentación correcta y sabrosa. Nos referimos a las bases de la gastronomía, es decir, a la manera de preparar los alimentos, la forma de escogerlos y conocer la mejor temporada para adquirir las verduras y frutas. El principal objetivo de la gastronomía es extraer la mejor apariencia, sabor y textura de los alimentos.

Para asegurar la excelencia en la preparación de los alimentos se deben tomar en cuenta varios puntos: *1)* la buena selección de los alimentos en su punto de madurez; *2)* la higiene en el proceso de elaboración; *3)* el corte apropiado; *4)* la cocción adecuada; *5)* el buen uso de los condimentos y especias; *6)* la práctica y la imaginación; *7)* la calidad de los alimentos. Esta última se define por el conjunto de características que los hacen agradables, aptos y seguros para el consumidor. Esta calidad debe reunir varios aspectos:

1. *Calidad nutritiva.* Se refiere a la composición química de un alimento, es decir, al contenido de nutrimentos, como hidratos de carbono, lípidos, proteínas, vitaminas y minerales, así como al valor biológico de los mismos. Los nutrimentos son indispensables, los alimentos no, pero la dieta es lo que finalmente determina la calidad de la alimentación y no un alimento aislado.

2. *Calidad de conservación.* Alude a la aptitud de un alimento para la conservación, por lo que podemos decir que un alimento es mejor cuanto más tiempo se mantiene con las cualidades originales y con menos condiciones de almacenamiento. De acuerdo con este concepto, los alimentos se clasifican en: *a)* perecederos: aquéllos que se descomponen rápida y fácilmente, como frutas, verduras, lácteos, carnes, aves, pescados y mariscos; *b)* semi-perecederos: aquéllos que si son cuidados y almacenados correctamente se mantienen por algún tiempo (varias semanas o meses), como papas, nueces, manzanas, nabos, zanahorias, huevos, etcétera; *c)* no perecederos: aquéllos que no se echan a perder si son cuidados (un año o más), como azúcar, pastas para sopas, granos, harina y enlatados.

3. *Calidad higiénica.* Es sumamente importante la ausencia de cualquier sustancia nociva que pueda ocasionar problemas

al consumidor por lo que es responsabilidad de quien prepara los alimentos conservar la higiene de los mismos.

4. *Calidad sensorial.* Es captada por los sentidos y hace a un alimento agradable o no para el consumidor. Engloba características como el olor, color, sabor, textura, sensación al masticar y temperatura.

Sugerencias de preparación y cocción

Algunos procedimientos para la cocción de los alimentos

En esta sección se muestran algunas sugerencias de preparación y cocción. Incluso los mejores ingredientes, cuidadosamente seleccionados, deben prepararse con cuidado para que al cocinarlos conserven sus nutrientes, realcen su sabor y den lo mejor de sí mismos. Para poder comprender los procedimientos de cocción debemos recordar su significado.

Cocer es preparar los alimentos crudos ya sean animales o vegetales con la ayuda del calor. Según sea la forma de cocción las preparaciones se clasifican en diferentes categorías:

Asado: el horno se utiliza en primer lugar para asar alimentos, como carnes, pescados o verduras, sobre una bandeja sin otra cosa más que sal, grasa y en ciertas ocasiones algún condimento.

Cocción al vapor: uno de los mejores métodos que se conocen. Los alimentos se introducen en una vaporera o sobre una rejilla en una cacerola con tapa, y el agua hirviendo produce vapor caliente para que los alimentos se cuezan. Casi todo se puede cocer de esta forma: verduras, arroz, pescado con poca grasa y algunas carnes ya preparadas, pero éstas deben envolverse para que no pierdan su sabor ni se sequen.

Ebullición y escalfado: en la cocción por ebullición el calor se transmite por medio del agua. Este método se utiliza principalmente para verduras, pero también para hacer caldos con trozos de carne, pescado, pollo y especias. Para el escalfado se cuecen los alimentos en una temperatura próxima al punto de ebullición, pero sin llegar nunca a hervir. Este sistema es principalmente para alimentos delicados que pueden llegar a romperse como pescados, pastas, jamones o huevos.

Estofado y braseado: la cocción de ambos se efectúa en recipientes bien cerrados. Los alimentos correctos para un estofado son: carne, hortalizas que contengan mucho líquido, como champiñones, berenjenas, calabacitas y jitomates. Se saltean en un poco de grasa y después se tapan para completar su cocción con su propio líquido. Se llama braseado a la cocción en un recipiente de hierro grueso o en cualquier cacerola que pueda cerrarse herméticamente. Casi siempre se utiliza para aves enteras, pescados o piezas grandes de carne.

Fritura: cocción que se da en preparaciones cocidas en aceite muy caliente y abundante. Todos los alimentos pueden freírse, pero aumenta su contenido calórico.

Salteado: cocción muy rápida, en pocos minutos y con pequeñas cantidades de grasa a temperatura elevada. Se saltean rebanadas de carne y pescado, o piezas de pollo aplanadas. Este proceso aumenta su contenido calórico.

Caldos base, algunos usos que se pueden dar en la cocina

Caldo de res: para tomar como caldo, para hacer consomé o sopas, para reducir y hacer salsas o preparar gelatinas.

Caldo de cerdo: puede sustituir perfectamente al de res en todas sus preparaciones.

Caldo de pollo: para tomar como caldo, para hacer sopas de pollo o verduras, para reducir y hacer salsas que acompañen platos de pollo o carnes blancas, y para hacer gelatinas.

Caldo blanco de ternera: un poco soso para hacer sopa o tomarlo como caldo, pero con él se hacen salsas muy refinadas y delicadas.

Caldo de pescado: para hacer sopas o salsas para acompañar algún alimento; da mucho sabor a las salsas que se preparan con él.

Caldo de verduras: muy bueno para sopas, arroz con verduras y guisos de carnes blancas cuando se necesitan salsas muy ligeras.

La amplia variedad de los productos es inmensa y la cuidadosa selección se impone.

Los diferentes caldos y su uso en la cocina

Los diferentes caldos y su uso en la cocina

Cuadro 18. Selección de alimentos

Frutas	Características para su selección
Aguacate	Suave al tacto y la piel, cede a la más mínima presión.
Ciruela	La piel es lisa y brillante, pulpa firme y sede a la presión.
Durazno	El color no es indicio de calidad, el aroma nos indica su madurez.
Fresa	De color rojo brillante y sin manchas. Sus pedúnculos deben ser verdes e intactos.
Higo	Los más oscuros son los más dulces.
Kiwi	La piel es delgada y correosa, cubierta de vellosidad.
Limón	Verde y liso, mientras más amarillo más maduro.
Mamey	Piel fina pero dura y correosa.
Mango	Piel sin manchas y firme al tacto. Color uniforme.
Mandarina	Piel firme y lisa, de color naranja intenso.
Manzana	Piel delgada, suave, brillante y firme.
Melón	Piel firme y sin abolladuras. El aroma indica madurez.
Pera	Piel delgada y suave, la pulpa es jugosa.
Papaya	Dura al tacto.
Piña	Cáscara de tonalidades verdes y naranjas. Se jala una de las hojas y tiene que salir con facilidad cuando está madura.
Plátano	Si la piel presenta manchas, es que está maduro.
Naranja	El color indica el grado de madurez.
Sandía	Se le dan golpes y debe sonar hueco.
Toronja	Totalmente redonda y firme al tacto.
Uvas	Que se desprendan con facilidad y estén duras al tacto.
Zarzamoras	Cuando están maduras son suaves al tacto.

Verduras	Características para su selección
Acelgas	Color verde intenso, anchas y carnosas.
Ajo	La piel debe estar adherida al bulbo.
Alcachofa	Las hojas deben estar adheridas al corazón. Cuando se desprenden fácilmente la calidad disminuye.
Berenjena	Piel firme, cuando se empieza a arrugar pierde su calidad.
Brócoli	Los botones deben estar compactos y no presentar manchas amarillas.
Calabaza	Verdes y muy lisas, si están amarillentas pierden calidad.
Cebolla	Firme al tacto.
Coliflor	Debe estar compacta y cerrada. Si hay manchas amarillas pierde calidad.
Champiñón	Su piel debe ser firme y sin manchas.
Elote	Los granos deben ser firmes y lisos.
Espinaca	Hojas grandes y ligeramente redondas.
Espárrago	El tallo debe ser firme y de color verde intenso.
Jícama	La piel lisa, si está arrugada pierde calidad.
Lechuga	Hojas firmes y de buen color.
Nopal	Piel firme y color verde intenso.
Papa	Piel firme al tacto.
Pepino	Piel lisa y firme al tacto.
Pimiento	Piel firme, color intenso y brilloso.
Poro	Consistencia firme, cuando presenta hojas amarillentas la calidad disminuye.
Tomate	Piel firme y lisa, color intenso.
Verdolaga	Hojas de color verde intenso y firmes.
Zanahoria	Color naranja intenso y firme al tacto.

Carnes	Características para su selección
Carnes rojas, vaca o buey	Olor agradable y freso, color rojo vivo, consistencia firme.
Carnes rojas, carnero	Color rojo vivo, grasa muy blanca y abundante.
Carnes blancas, ternera	Color blanco rosado, firme al tacto, grasa firme y escasa.
Carnes blancas, cordero y cabrito	Carne rosada y de grano firme, grasa blanca firme y abundante.
Carnes blancas, cerdo	Carne sonrosada y firme, veteada de grasa y de grano duro.
Carnes negras, caza de pelo	Carne dura, aroma penetrante.

Aves	Características para su selección
Carne blanca, pollo	Piel blanca y fina. Firme al tacto. Buen olor.
Carne blanca, pavo	Piel blanca y firme.
Carne roja, pato	Carne firme, tiene un alto contenido de grasa.
Ave de caza	Carne muy tierna.

Pescados	Características para su selección
En general	Cuerpo terso, carne firme, ojos brillantes y saltones.

No puede faltar el secreto de las abuelas que acudían al mercado con frecuencia y sabían cuáles eran las verduras y frutas de estación porque platicaban con sus *marchantes* sólo para corroborar si venía bueno el mango, el chicozapote o la guayaba, así obtenían productos sabrosos y accesibles en precio.

Hemos incluido una lista con las principales verduras y frutas, y su temporada de cosecha, porque ése es el momento en que podemos obtener las mejores piezas a los precios más bajos.

Cuadro 19. Frutas y verduras de estación

Las verduras y frutas de temporada son más baratas y están en su mejor
momento para comerse.

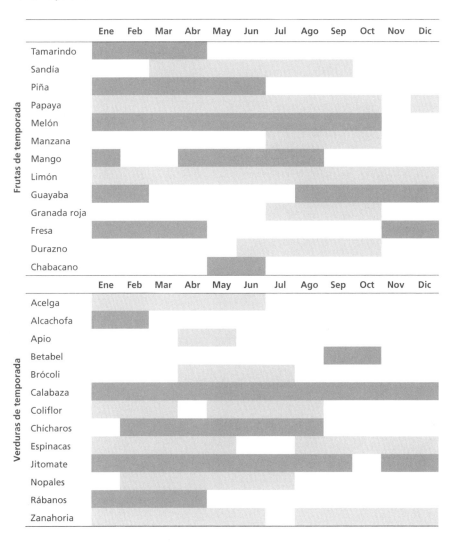

Glosario / Fuentes de consulta

16. Glosario

Ablactación. Incorporación progresiva de alimentos diferentes a la dieta del bebé.

Actividad física. Todo movimiento corporal producido por el aparato locomotor y que supone un gasto de energía.

Adherencia al tratamiento. Cumplimiento adecuado de la prescripción de pautas sanitarias, en un contexto social, afectivo-emocional y educativo.

Adolescencia. Edad que sucede a la niñez y que se extiende de los diez a los diecinueve años.

Alimentación. Conjunto de procesos biológicos, psicológicos y sociológicos relacionados con la ingestión de alimentos, mediante los cuales el organismo obtiene del medio los nutrimentos que necesita, así como las satisfacciones intelectuales, emocionales, estéticas y socioculturales que son indispensables para la vida humana plena.

Alimentos. Órganos, tejidos o secreciones que contienen cantidades apreciables de nutrimentos biodisponibles, cuyo consumo en cantidades y formas habituales es inocuo y atractivo a los sentidos.

Almidón. Polisacárido de reserva de origen vegetal de gran importancia como alimento.

Amenorrea. Ausencia de la menstruación por noventa días o más.

Anoréctica. Persona con miedo a engordar, preocupación grande por el cuerpo y a ciertos alimentos de alto contenido calórico. Preocupación de origen emocional. Presente en los trastornos de la conducta alimentaria.

Anoréxica. Persona que no tiene apetito. El origen de la ausencia de éste puede ser físico. Proviene del griego *an*, "restrictivo" y *orexis*, "hambre".

Anorexia nervosa o nerviosa. Trastorno de la conducta alimentaria de origen emocional que se caracteriza por temor obsesivo a subir de peso, caquexia, amenorrea y distorsión de la imagen corporal que se traduce en rechazo al alimento. Es más frecuente en mujeres jóvenes.

Antioxidante. Sustancias que previenen la oxidación y ayudan a mantener la integridad celular inactivando a los radicales libres que pueden causar daño celular. Entre los principales tipos de antioxidantes encontramos: vitamina C y E, caroteroides, fenoles y flavonoides.

Antropometría. Medición de las dimensiones físicas del cuerpo humano.

Atracón. Cuando la persona muestra una conducta de ingesta de alimento que presenta tres de los siguientes puntos: comer mucho más rápido de lo normal, comer hasta sentirse incómodamente lleno, comer grandes cantidades sin sentirse físicamente hambriento, comer a solas por pena de que otros vean cuánto se come, sentirse a disgusto consigo mismo, deprimido o culpable después de comer demasiado. Asimismo, hay un importante estrés relacionado con los atracones, dos días por semana durante al menos seis meses, y no se asocia con otras conductas compensatorias. Existe una sensación de pérdida de control.

Balance calórico. Diferencia entre la ingesta de calorías (energía) consumidas en alimentos y bebidas, y las calorías gastadas por el cuerpo durante el día.

Bulimia nervosa o nerviosa. Trastorno de la conducta alimentaria de origen emocional caracterizado por el consumo de grandes cantidades de alimentos de manera incontrolable y recurrente (atracones); puede o no haber pérdida de peso e hiperactividad física.

Caloría. Cantidad de energía necesaria para elevar un grado Celsius la temperatura de un gramo de agua. En términos alimentarios se utiliza para medir el contenido energético de los alimentos.

Cereales. A los granos comestibles de ciertas plantas pertenecientes a la familia de las gramíneas de un solo cotiledón, como trigo, maíz, arroz, avena, centeno y cebada.

Circunferencia abdominal. Distancia alrededor del abdomen definida en el punto medio entre la última costilla y la parte superior de la cresta ilíaca.

Composición corporal. Cantidades relativas de distintos componentes del cuerpo; las principales divisiones observadas son: masa magra (masa ósea y músculo esquelético) y masa grasa.

Conducta alimentaria. Conjunto de actividades establecidas por los grupos humanos para obtener del entorno los alimentos que posibilitan su subsistencia; ésta abarca desde el aprovisionamiento, la producción, la distribución, el almacenamiento, la conservación y la preparación de los alimentos hasta su consumo, e incluye todos los aspectos simbólicos y materiales que acompañan las diferentes fases de este proceso.

Destete. Sustitución gradual y progresiva de la leche materna por otros alimentos; este proceso continúa hasta que desaparece la lactancia materna y el niño lleva la misma alimentación que la familia.

Diabetes insípida. Cuadro clínico que cursa con poliuria y polidipsia, con incapacidad de concentrar la orina secundaria a una deficiencia parcial o total en la secreción de hormona antidiurética (ADH).

Diabetes mellitus. Grupo heterogéneo de enfermedades sistémicas, crónicas, de causa desconocida y con grados variables de predisposición hereditaria. En ella participan diversos factores ambientales que afectan el metabolismo intermedio de los hidratos de carbono, proteínas y grasas que se asocian fisiopatológicamente con una deficiencia en la cantidad, cronología de secreción y en la acción de la insulina. Estos defectos traen como consecuencia una elevación anormal de la glucemia después de cargas estándar de glucosa e incluso en ayunas conforme existe mayor descompensación de la secreción de insulina.

Dieta. Conjunto de alimentos y platillos que se consumen cada día y constituye la unidad de la alimentación.

Digestión. Transformación física y química de los alimentos en el organismo para hacerlos absorbibles y asimilables.

Ejercicio. Subcategoría de actividad física que ha sido programada, estructurada y repetida. Responde a un fin, en el sentido de mejorar o mantener uno o más componentes de la forma física. Los términos ejercicio y formación mediante ejercicios suelen utilizarse como sinónimos y hacen referencia a la actividad física realizada durante el tiempo de ocio, principalmente con el fin de mejorar o mantener la forma física, el rendimiento físico o la salud.

Ejercicio aeróbico. Ejercicio en el que los grandes músculos del cuerpo se mueven rítmicamente durante un periodo de tiempo. La actividad aeróbica, denominada también *de resistencia*, mejora la capacidad cardiorrespiratoria. Ejemplos: caminar, correr, nadar o andar en bicicleta.

Ejercicio anaeróbico. Ejercicio que por lo general es de corta duración y gran intensidad; usa el metabolismo anaeróbico y toma hidratos de carbono (glucógeno muscular) como fuente principal de energía.

Enfermedad. Alteración estructural o funcional que afecta negativamente el estado de bienestar; proceso que se desarrolla en un ser vivo y es caracterizado por una alteración de su estado normal de salud.

Enfermedades crónicas no transmisibles (ECNT). Conjunto de enfermedades degenerativas (como la diabetes mellitus), enfermedades cardiovasculares o algunos tipos de cáncer que pueden provocar en el enfermo la pérdida de independencia, años con discapacidad o la muerte; éstas suponen una carga económica considerable en los servicios de salud. Estas enfermedades son un problema importante de salud pública en México y en todo el mundo.

Estiramiento. Método de entrenamiento de la movilidad efectuado por medio del alargamiento de los músculos más allá del que tiene en reposo el individuo.

Fitonutriente. Químicos no nutritivos producidos por las plantas para su propia protección, tienen propiedades antioxidantes al reducir el estrés oxidativo.

Fruta. El fruto, la infrutescencia, la semilla o las partes carnosas de órganos y flores aptas para el consumo humano y con un adecuado grado de madurez.

Género. Conjunto de personas o cosas que tienen características comunes. Es la construcción social que se basa en el conjunto de ideas, creencias y representaciones que generan las culturas a partir de las diferencias sexuales, las cuales determinan los papeles de lo masculino y lo femenino.

Grasa. Lípidos, moléculas orgánicas insolubles en agua. Compuesta de glicerina y ácidos grasos. Constituida básicamente por carbono, hidrógeno y oxígeno, puede ser de origen vegetal o animal, y presentarse en la forma líquida a la temperatura ordinaria, como los aceites de oliva, de cártamo o de ajonjolí, o en forma sólida o semisólida, como la manteca, la mantequilla o la margarina.

Hambre. Sensación que indica la necesidad de alimento o ganas de comer. Situación en la que se produce una falta de macronutrimentos (energía y proteínas) como de micronutrimentos (vitaminas y minerales), imprescindibles para una vida productiva, activa y saludable. El hambre puede presentarse como un fenómeno pasajero y agudo, así como un problema crónico y perpetuo.

Hidratación. Proceso fisiológico de absorción de agua por parte de una célula, tejido u organismo. Nivel de líquido en el cuerpo.

Hiperlipidemias. Alteración de la concentración normal de los lípidos en la sangre.

Hipertensión arterial. Una de las enfermedades crónicas de mayor prevalencia en México; alrededor de 26.6% de la población de 20 a 69 años la padece y cerca de 60% de los individuos afectados lo desconoce. La hipertensión sistólica aislada se define como una presión sistólica >140 mm de Hg y una presión diastólica <90 mm de Hg.

Hombre. Ser animado racional, varón o mujer.

Índice de masa corporal (IMC). Criterio diagnóstico que se obtiene dividiendo el peso entre la estatura elevada al cuadrado (se establece al dividir el peso corporal expresado en kilogramos, entre la estatura expresada en metros elevada al cuadrado). Permite determinar peso bajo o sobrepeso, y la posibilidad de que exista obesidad.

Infancia. Periodo de la vida humana desde el nacimiento hasta la pubertad.

Isotónico. Entrenamiento en el que los elementos contráctiles del músculo se encogen y los elementos elásticos no varían de longitud. Hay tensión constante que modifica la longitud de la fibra muscular.

Isométrico. Entrenamiento en el que la longitud del músculo no se acorta durante la contracción, no requiere deslizamiento de miofibrillas, unas a lo largo de las otras.

Lactancia. Alimentación de los niños con leche materna, como único alimento, durante los primeros cuatro meses de vida.

Leche condensada. Producto lácteo que se prepara al agregar azúcar a la leche entera y calentar la mezcla a una temperatura de 50-60 °C. El producto terminado contiene cerca de 42% de azúcar que le sirve de preservativo y luego se envasa para almacenarse durante largo tiempo.

Leguminosa. Grano de un conjunto de especies perteneciente a la familia de las papilionáceas, cuya principal utilidad agrícola es el empleo de sus semillas en la alimentación animal y humana, debido principalmente a su alto contenido de proteínas.

Masa grasa. Porcentaje de masa corporal total compuesto de grasa en el cuerpo.

Masa muscular. Porcentaje de masa corporal total compuesto de tejido con fibras musculares en el cuerpo.

Metabolismo. Conjunto de todos los cambios, reacciones físicas y químicas de los nutrimentos absorbidos en el aparato gastrointestinal, los cuales tienen lugar en las células de los organismos. Gracias a éste, ocurre la oxidación de dichas sustancias con el fin de proveer energía para el mantenimiento de la vida.

Nivel glicémico/glicémico. Cifras de concentración de glucosa en la sangre.

Norma 043 Secretaría de Salud. 2005. Norma Oficial Mexicana que establece los criterios generales que unifican y dan congruencia a la Orientación Alimentaria, la cual brinda a la población opciones prácticas, con respaldo científico, para una alimentación correcta que se adecue a sus necesidades y posibilidades. Ofrece también elementos para brindar información homogénea y consistente, para coadyuvar a promover el mejoramiento del estado de nutrición de la población y prevenir problemas de salud relacionados con la alimentación.

Obesidad. Enfermedad caracterizada por el exceso de tejido adiposo en el organismo. Se determina la existencia de obesidad en adultos cuando existe un índice de masa corporal mayor a 30. Se debe a la ingestión de energía en cantidades mayores a las que se gastan, acumulándose el exceso en el organismo en forma de grasa. Se dice que hay obesidad cuando un individuo tiene 20% (o más) de grasa corporal adicional a la que le corresponde según edad, estatura, sexo y estructura ósea.

Obesogénico. Conjunto de factores que promueven un estilo de vida no saludable y llevan a la población a la ganancia de peso. Algunos factores son la urbanización de la dieta y una tendencia a la homogenización alimentaria, así como una mayor oferta alimentaria y un estilo de vida más sedentario.

Paradigma. Supone un determinado entendimiento de las cosas que promueve una forma de pensar en particular sobre otras.

Plato del bien comer. Herramienta gráfica para la orientación alimentaria que guía las acciones de educación para la salud, participación social y comunicación educativa. El plato del bien comer agrupa los alimentos en tres apartados: verduras y frutas, cereales y tubérculos, y leguminosas y alimentos de origen animal. Al interior de cada grupo se deben identificar los alimentos y sus productos.

Percentil. Valor que divide un conjunto de datos estadísticos; un individuo en el percentil 80 está por encima de 80% del grupo al que pertenece.

Registro de las emociones. Técnica para reportar el estado emocional personal; está basado en diversas herramientas para su identificación y evaluación. Mediante el uso del registro de emociones el individuo puede crear conciencia de su estado de ánimo.

Saciedad. Sensación placentera de plenitud del estómago y desaparición del hambre.

Salud. Es un estado de completo bienestar físico, mental y social, y no solamente la ausencia de afecciones o enfermedades.

Sed. Primer síntoma de deshidratación como mecanismo esencial de regulación del contenido de agua en el cuerpo; es la necesidad y deseo de beber agua.

Sedentario. Persona que no posee una buena condición física (óptimo funcionamiento de los sistemas cardiovasculares y respiratorios) independientemente de la actividad que realice.

Set point. *Punto de equilibrio.* Tendencia del cuerpo a guardar equilibrio mediante diversos procesos fisiológicos. Homeostasis.

Sobrepeso. Estado premórbido de la obesidad, caracterizado por la existencia de un índice de masa corporal mayor de 25 y menor de 27 en población adulta general, y en población adulta de talla baja, mayor de 23 y menor de 25.

Termogénesis. Capacidad del organismo de generar calor debido a las reacciones metabólicas.

Transición demográfica. Concepto para designar un periodo característico dentro de la evolución de la población de países que comienzan a vivir un proceso de modernización. Las sociedades que comienzan este proceso, pronto ven reducir su índice de mortalidad infantil, sobre todo por la importación de medicina moderna desde los países avanzados y la difusión de nuevas normas de higiene, mientras su índice de natalidad permanece alto, acorde con las pautas culturales tradicionales.

Transición epidemiológica. Cambio paulatino en el perfil de la mortalidad, en el que se observa una disminución en las muertes por causas infecciosas (asociadas con carencias primarias) y un aumento de aquéllos ligados a enfermedades crónicas (vinculadas a factores genéticos y carencias secundarias).

Transición nutricional o alimentaria. Cambio en las pautas de alimentación debido a la modificación de la estructura alimentaria de las personas como consecuencia de transformaciones económicas, sociales, culturales, demográficas y sanitarias. Los cambios más comunes son alimentación rica en grasas (particularmente grasa animal), azúcares simples y sodio, pero pobre en hidratos de carbono complejos, aunado a una disminución considerable de la actividad física.

Trastorno de la alimentación no especificado (Tane). Trastornos de la conducta alimentaria (TCA) que no cumplen los criterios para ningún TCA específico como anorexia o bulimia.

Trastorno de la conducta alimentaria (TCA). Desórdenes complejos que comprenden dos tipos de alteraciones de la conducta: unos directamente relacionados con la comida y el peso, y otros derivados de la relación consigo mismo y con los demás.

Trastorno por atracón. Conducta caracterizada por atracones (comer en exceso) recurrentes, con pérdida del control (no darse cuenta de que se come mucho más), sin conducta compensatoria inapropiada, como sucede en la bulimia nerviosa (vómito, uso de laxantes o diuréticos, o ejercicio compulsivo). Asociado al sobrepeso y la obesidad.

Tubérculo. Parte de un tallo subterráneo, o de una raíz, que engruesa considerablemente, en cuyas células se acumula una gran cantidad de sustancias de reserva, como en la papa y el camote.

Verdura. Grupo muy variado de alimentos vegetales comestibles que se caracterizan por la alta proporción de agua que contienen y por ser ricos en fibra, vitaminas y antioxidantes. El término verdura no es ninguna categoría botánica, sino una palabra de uso cotidiano.

17. Fuentes de consulta

Referencias bibliográficas

Andersen Ross, E. *et al.* (1998). "Relationship of Physical Activity and Televisión With Body Weight and Level of Fatness Among Children", en *Journal of the American Medical Association* (JAMA), vol. 279, núm. 12, pp. 938-942.

Barquera, S. *et al.* (2009). "Energy and Nutrient Consumption in Adults: Analysis of the Mexican Health and Nutrition Survey (MHNS) 2006", en *Salud Pública de México*, supl. 4, Cuernavaca, pp. 562-573.

Barriguete Meléndez, J. Armando *et al.* (1998). "Étude préliminaire des soins précoces mere bebé (crianza) chez les P'urhe. Vers une ethnopsychanalyse perinatales", en P. Mazet y S. Lebovici (eds.), *Psychiatrie perinatale*, Francia, Presses Universitaires de France, pp. 471-488.

_____ *et al.* (2002). "Les fonctiones du père. Troubles de la conduite alimentaire dans la clinique des interactions précoces", en S. Lebovici y L. Solís (eds.), *La Parentalité*, Francia, Presses Universitaires de France, pp. 73-90.

_____ *et al.* (2003a). *Psiquiatría perinatal e intercultural. Fundamentos*, vol. 4, lib. 1, México, Intersistemas.

_____ *et al.* (2003b). "Élever un enfant ce n'est pas seulement le nourrir: Approche ethnopsychanalytique de la crianza chez les Purépechas du Mexique", en *L'Autre. Cliniques, cultures et sociétés. Revue Transculturelle. Cliniques des Amériques*, vol. IV, núm. 2, París, pp. 347-357.

_____ *et al.* (2004). "Anorexia nerviosa y bulimia nerviosa. Consideraciones psicológicas para su tratamiento", en *Revista de Gastroenterología de México*, vol. LXIX, supl. 3, México, pp. 51-56.

_____ *et al.* (2009a). "Síndrome metabólico. Estrategias para lograr la adherencia terapéutica para la prevención clínica de enfermedades crónicas no transmisibles (ECNT)", en A. González *et al.* (eds.), *Síndrome Metabólico y Enfermedad Cardiovascular*, México, Universidad Anáhuac/Intersistemas, pp. 235-254.

_____ *et al.* (2009b). "Prevalence of Abnormal Eating Behaviors in Adolescents: Results of a Population-Based Nationwide Survey (Mexican Health And Nutrition Survey 2006)", en *Salud Pública de México,* Cuernavaca, núm. 51, supl. 4, pp. 638-644.

_____ *et al.* (2010). "Evaluación de la motivación y adherencia", en S. Barquera e I. Campos (eds.), *Dislipidemias,* México, Instituto Nacional de Salud Pública, pp. 153-162.

_____ *et al.* (2011). "Conacro", en *Enfermedades no transmisibles en las Américas. Construyamos un futuro más saludable,* Washington DC, Organización Panamericana de la Salud, p. 28.

_____ *et al.* (2011). "México 5 Steps", en J. M. Borys *et al.* (eds.), *Preventing Childhood Obesity. Epode European Network Recommendations,* Francia, Epode European Network, pp. 228-233.

_____ *et al.* (2013). "Conductas de riesgo a Trastornos de la Conducta Alimentaria en adolescentes mexicanos. Encuesta Nacional de Salud (Ensanut 2011)", en *Salud Pública de México,* Cuernavaca, en prensa.

_____ y B. Pierrehumbert (2001). "Las cucharas infantiles. Utensilios de relación", en Slim Soumaya (ed.), *2800 años de cubertería,* México, Museo Soumaya, pp. 145-154.

_____ y J. L. Salinas (2006). *Clínica Trastornos de la Conducta Alimentaria 1985-2002. Instituto Nacional de Ciencias Medicas y Nutrición "Salvador Zubirán" (INCMNSZ),* México, INCMNSZ, pp. 245-247.

Bray, G. A. y D. S. Gray (1988). "Obesity. Part I. Pathogenesis", en *Western Journal of Medicine,* vol. 149, núm. 4, pp.429-441.

Brumberg, Joan Jacobs (1997). *The Body Project: An Intimate History of American Girls,* Nueva York, Vintage Books.

Christakis, N. A. y J. S. Fowler (2007). "The Spread of Obesity in a Large Social Network Over 32 Years", en *New England Journal of Medicine,* vol. CCCLVII, núm. 4, pp. 370-379.

Dhingra, R. *et al.* (2007). "Soft Drink Consumption and Risk of Developing Cardio Metabolic Risk Factors and The Metabolic Syndrome in Middle-Aged Adults in The Community", en *Circulation*, vol. 116, núm. 5, Dallas, Texas, pp. 480-488.

Eaton, S. Boyd y Melvin Konner (1985). "Paleolithic Nutrition: A Consideration of its Nature and Current Implications", en *New England Journal of Medicine*, vol. 312, núm. 5, pp. 283-289.

Fuentes, C. (2006). "Prefacio", en *Arte del pueblo, manos de Dios. Colección del Museo de Arte Popular*, México, Landucci, p. 35.

Greenberg, Leslie (2000). "Emociones: Una guía interna", Bilbao, Desclée de Brouwer.

Gordon-Larsen, P. *et al.* (2006). "Inequality in the Built Environement Underlies Key Health Disparity in Physical Activity and Obesity", en *Pediatrics*, vol. 117, núm. 2, pp. 417-424.

Gull, W. W. (1873). "Anorexia Nervosa (Apepsia Hysterica, Anorexia Hysterica)", en *Clinical Society of London*, vol. VII, Londres, pp. 22-28.

Hannukainen, Jarna *et al.* (2007). "Increase Physical Activity Decreases Hepatic Free Fat Acids Uptake", en *The Journal of Physiology*, núm. 578, pt. 1, pp. 347-358.

Lévi-Strauss, C. (1962). *La Pensée Sauvage*, París, Plon, p. 98.

Ludwig, D. S. (2000). "Dietary Glycemic Index and Obesity", en *Journal of Nutrition*, vol. CXXX, supl. 2S, pp. 280S-283S.

Miles, R. (2008). "Neighborhood Disorder: Perceived Safety and Readiness to Encourage Use of Local Playgrounds", en *American Journal of Preventive Medicine*, vol. XXXIV, núm. 4, pp. 275-281.

Papas, Mia A. *et al.* (2007). "The Built Environement and Obesity", en *Epidemiologic Reviews*, vol. XXIX, núm. 1, pp. 129-143.

Power, Michael L. y Jay Schulkin (2006). "Functions of Corticotropinreleasing Hormone in Anthropoid Primates: From Brain to Placenta", en *American Journal of Human Biology*, vol. 18, núm. 4, pp. 431-447.

Prentice, Andrew M. (2006). "The Emerging Epidemic of Obesity in Developing Countries", en *International Journal of Epidemiology*, vol. XXXV, núm. 1, pp. 93-99.

Rivera-Dommarco, Juan *et al.* (2002). *Public Health Nutrition*, vol. 5, núm. 19, pp. 113-122.

Sallis, James, F. y Karen Glanz (2006). "The Role of Built Environements in Physical Activity, Eating and Obesity in Childhood", en *The Future of Children*, vol. 16, núm. 1, pp. 89-108.

Solís-Pontón, Leticia (ed.) (2004). *La parentalidad, desafío para el tercer milenio. Un homenaje internacional a Serge Lebovici*, México, Manual Moderno.

Stunkard, A. J. (1959). "Eating Patterns and Obesity", en *Psychiatr Quarterly*, vol. XXXIII, pp. 284-95.

Swinburn, Boyd *et al.* (1999). "Dissecting Obesogenic Environments: The Development and Application of a Framework for Identifying and Prioritizing Environmental Interventions for Obesity", en *Preventive Medicine*, vol. XXIX, núm. 6, pp. 563-570.

Warburton, Darren E. *et al.* (2006). "Health Benefits of Physical Activity: The Evidence", en *Canadian Medical Association Journal*, vol. CLXXIV, núm. 6, pp. 801-809.

Zhu, Xuemei y Chanam Lee (2008). "Walkability and Safety Around Elementary Schools: Economic and Ethnic Disparities", en *American Journal of Preventive Medicine*, vol. 34, núm. 4, pp. 282-290.

Referencias electrónicas

Babey, Susan H. *et al.* (2008). "Physical Activity Among Adolescents: When Do Parks Matter?", en *American Journal of Preventive Medicine*, vol. xxxiv, núm. 4, pp. 345-348, disponible en: <http://www. activelivingresearch.org/files/11_AJPM08_Babey.pdf>.

Borys, J. M. *et al.* (2011). *Preventing Childhood Obesity. Epode European Network Recommendations,* Francia, Epode European Network, disponible en: <http://www.epode-european-network.com/ images/stories/EEN_Recommendations.pdf>.

Rivera-Dommarco, Juan *et al.* (2008). "Consumo de bebidas para una vida saludable. Recomendaciones para la población mexicana", en *Salud Pública de México*, vol. 50, núm. 2, Cuernavaca, pp. 173-195, disponible en: <http://saludpublica.mx/index.php/spm/article/view/ 6806/8562>.

Secretaría de Salud (2005). "El plato del bien comer", en *Norma Oficial Mexicana 043*, México, disponible en: <http://www.promocion.salud. gob.mx/dgps/descargas1/programas/6_1_plato_bien_comer.pdf>.

La alimentación

terminó de imprimirse en 2017
en los talleres de Imprimex,
GPO Imprime México, S. A. de C. V.,
patricio@imprimex.org
Para su formación se utilizaron las familias
Frutiger, diseñada por Adrian Frutiger en 1976,
y Sabon, diseñada por Jan Tschichold en 1966.